Mi fortaleza

La lucha de un pastor contra el cáncer y las dudas

MI FORTALEZA
LA LUCHA DE UN PASTOR CONTRA EL CÁNCER Y LAS DUDAS
publicado por Stronghold Press, Dallas, Texas 75238.

© 2009 por Joe Fornear; traducción © 2018 por Joe Fornear
ISBN 978-0-9840113-7-7

A menos que se indique lo contrario, las citas de la Biblia provienen de La Biblia de las Américas (www.biblegateway.com/versions/La-Biblia-de-las-Am%C3%A9ricas-LBLA/)

Impreso en los Estados Unidos de América

Stronghold Press
Dallas, Texas 75238
www.mystronghold.org

Mi fortaleza

La lucha de un pastor contra el cáncer y las dudas

por Joe Fornear

STRONGHOLD
PRESS

*Para aquel que siempre
me sostendrá con firmeza.
Y para mi esposa, Terri,
que me sostuvo con manos humanas.*

Índice

Introducción

En diciembre de 2002, me diagnosticaron lo que los médicos creían que era un caso terminal de cáncer. Varias personas que presenciaron mi declive en caída libre y mi recuperación asombrosa me han animado a escribir. Aún si no lo hubieran hecho, sé que el Señor hizo una obra única, así que me siento obligado a contar mi historia y a cantar sus alabanzas.

He tratado de escribir el tipo de libro que busqué durante mi combate contra el cáncer. Como la lectura me resultaba difícil, prefería que fuera en tramos más breves, así que este libro es corto y está dividido en muchos capítulos. Además, aunque no todos los pacientes de cáncer se sienten de esta manera, yo quería conocer los detalles de las luchas de otras personas. No quería leer una versión expurgada que me dejara poco preparado para mi batalla. Como seguidor de Jesús, anhelaba un enfoque espiritual que me diera una idea de cómo Él trabaja en el valle del dolor. Como estudioso de la Palabra de Dios, quería un equilibrio en el tema de la curación divina. La mayor parte de lo escrito sobre este tema se ubica en uno de dos extremos; o "Dios garantiza la curación" o "Dios ya no trabaja de esa manera". Como un hijo de un Padre todopoderoso y amoroso que aún así está sufriendo, tenía que saberlo, ¿ofreció Él una promesa bíblica, una garantía de sanación? Si Él no había dado tal garantía, ¿cómo esperaba Él que yo superara esta dificultad? También busqué la honestidad. ¿Había otros que, como yo, no siempre manejaron muy bien su cáncer? En estas páginas, a veces puedo parecer duro conmigo mismo o con los otros. Concluí que si endulzaba mi historia, ya no sería mía.

A través de todo esto, descubrí más sobre mis debilidades que sobre mis fortalezas. La lección que me llevo es el tema y el título de este libro: Mi fortaleza

El Señor es fuerte a pesar de mis debilidades. Hubo momentos en los que sentí como si hubiera perdido el control. Afortunadamente, Él me sostenía fuertemente. Dios es mi fortaleza.

Capítulo 1

Fuego amigo

Por detrás y por delante me has cercado, y tu mano pusiste sobre mí.
Tal conocimiento es demasiado maravilloso para mí;
es muy elevado, no lo puedo alcanzar.
Salmos 139:5-6

Durante mis doce años en el ministerio, serví de vez en cuando en las primeras líneas de la guerra contra el cáncer. Muchos héroes de la medicina y del apoyo han levantado sus tiendas de campaña allí, pero yo ni siquiera había pasado la noche. Yo había hecho lo que hacen los pastores. Nos sentamos al lado de la cama. Nosotros sostenemos las manos de los soldados. Susurramos nuestras oraciones y repetimos los consuelos de Dios. Nos importa mucho, pero antes de que anochezca, la mayoría de nosotros nos retiramos rápidamente a la vida civil. Durante mis viajes al frente de batalla, me consideraba a mí mismo como un capellán, de alguna manera protegido por las reglas de combate. En mi subconsciente, llevaba ese brazalete especial con la cruz roja que señalaba el estado de no combatiente. Nunca me iban a apuntar con una mira. Luego, a finales de 2002, recibí mi aviso de "servicio militar" obligatorio. Una bomba de tiempo activada había sido colocada bajo mi brazo.

Ojalá pudiera decir que el cáncer es fácil de manejar. En realidad he desarrollado una especie de asombro rencoroso hacia el cáncer. Su capacidad para engañar al sistema inmunitario, pasar sin ser detectado, y propagarse rápidamente no es más que genialmente diabólico. Y una vez que algunos tipos de cáncer se afianzan, son muy difíciles, algunos dirían imposibles, de curar para los humanos. El cáncer que tuve, el melanoma metastásico en etapa IV avanzado cae en esta categoría. Sin embargo, las cosas que son imposibles para el hombre son posibles para Dios. A veces la gente me dice que también tuvo melanoma. Cuando pregunto por más detalles, describen una lesión que ha sido removida de la superficie de su piel. Algunos no entienden todo el asunto de las etapas, pero antes de mi período de servicio, yo tampoco lo entendía. Hubiera preferido que mi educación fuera académica, no vivencial. El melanoma atacó catorce sitios importantes en mi cuerpo, incluyendo el estómago, pulmón, riñón y tanto la cabeza como la cola de mi páncreas. Esos son algunos de los órganos más sensibles. Quizá quieras conservarlos.

Así que perdóname si te das cuenta de que contengo una risita cuando alguien habla de "vencer" al cáncer. No me considero blando o que tenga una baja tolerancia al dolor, pero en realidad luché con todo lo que pude reunir. Aún así, (solicito permiso para hablar libremente, señor) el cáncer me pateó el trasero. Me arrastró hacia el medio del campo de batalla, me pegó con un bate al principio, y luego me dió golpes atronadores que me aplastaron. Yo era como esos tipos en las películas de guerra, quedé en ese estado atónito y surrealista. Podía observar la batalla en curso, pero me sentía impotente para responder. Sin embargo, mientras miro en retrospectiva a mi propia guerra personal, tal vez todo el asunto podría haber sido evitado… pero entonces, yo no habría visto semejante demostración de poder divino.

Ahora he revelado mi arma no tan secreta. No es noticia novedosa que un soldado haría un llamado desesperado desde su trinchera. "¿Así que oraste mucho? Vaya, Joe, buena decisión. ¿Cómo pensaste en eso?" Me doy cuenta de que legiones de guerreros han pedido a gritos la curación y no han tenido respuesta. Por alguna razón, Dios eligió concederme mis oraciones, bueno, nuestras oraciones. Tuve mucha ayuda en ese aspecto. Entonces, ¿por qué Dios respondió a nuestras oraciones? Primero te diré por qué no. Mi historia no es "un triunfo del espíritu humano". No es "un perfil de coraje". El titular no debería decir: "La gran fe del pastor le consigue la sanación divina". Se me ocurren muchas razones por las que otros estaban más calificados para ser liberados de las garras de la muerte. Algunos tenían una mejor actitud. Otros tenían mucha más fe. Mis cinco años de formación en el seminario y dos décadas de enseñanza sobre cómo ser fuerte en una crisis evidentemente no eran suficiente preparación. Mis debilidades personales fueron expuestas de manera poco halagadora. Algunos pueden pensar que yo manejé bien la batalla, pero el Señor y yo sabemos lo contrario. Al leer, tú entenderás lo que quiero decir. Si las grandes crisis de la vida revelan la verdadera esencia de una persona, entonces mi esencia es ordinaria. Mi historia no es sobre un valiente escape de las garras del cáncer, sino una operación de búsqueda y rescate donde el prisionero de guerra es literalmente sacado del campamento enemigo. ¿Por qué hacer hincapié en cómo manejé el cáncer? Porque yo he visto muchos pacientes de cáncer que se castigan a sí mismos por su incapacidad para sobrellevar la situación. Con el tiempo, aprendí a aceptar esta verdad: La experiencia del cáncer no tenía que ver con cuán fuerte yo me aferraba a la vida, sino de cuán fuerte Dios me sostenía a mí. Había, y todavía hay, una tremenda libertad en estar tranquilo con ese conocimiento. Luchar contra el cáncer es muy parecido a lidiar con la vida en general; ninguno de los dos es un trabajo "hágalo usted mismo". Con el paso del tiempo, me ha quedado claro cómo Dios quiere usar esta prueba. Estos días, he llegado a considerar el cáncer como fuego amigo de Dios.

Capítulo 2

Sea lo que sea

Escondido está en la tierra un lazo para él, y una trampa le aguarda en la senda.
Job 18:10

Todo comenzó en septiembre del 2002 cuando yo tenía 42 años. Experimenté un poco de frotamiento bajo mi axila izquierda y sentí un bulto del tamaño de una canica allí. No recuerdo el día o momento exacto porque en ese entonces no estaba muy preocupado. Verás, hace unos 25 años descubrí un bulto del tamaño de un guisante en mi pecho. Lo ignoré porque no crecía. Luego, durante una revisión para una póliza de seguro, mencioné el bulto a un agente que dijo que su asegurador insistía en que me lo hiciera revisar. Un médico lo declaró un "quiste sebáceo" y dijo que era inocuo. Todavía tengo ese quiste. Nunca ha crecido. Hace unos 10 años, otro bulto apareció de repente en mi muslo. También lo he ignorado, y sigue ahí. Oye, me salen pequeños bultos; son quistes. Así que cuando un nuevo bulto apareció bajo mi brazo, naturalmente pensé... bueno, ya sabes. Eventualmente, me di cuenta de que este bulto era diferente ya que seguía creciendo. Así que se lo mostré a Terri, mi maravillosa y sabia esposa. A menudo recordé a lo largo de la experiencia del cáncer, lo sabia y maravillosa que es. Ella jugó un papel muy importante en mi historia, bueno, nuestra historia. Después de palpar el bulto, insistió en que fuera al médico. Así que hice una cita con el médico de los niños ya que no tenía un médico personal. Rara vez necesitaba uno.

Así que en septiembre de 2002, nuestro médico de familia palpó alrededor de mi axila. Para él, el bulto era blando y estaba lleno de líquido, como un quiste. Tal vez mi historia influenció su pensamiento. Yo pensaba que el bulto era un poco duro, pero como se sentía tan denso como los otros quistes sebáceos benignos, yo tampoco estaba muy preocupado. En dos citas diferentes, mi doctor proclamó con confianza: "Sea lo que sea, no es cáncer". Así que ordenó una serie de análisis de sangre

7

para buscar otras causas de ganglios linfáticos inflamados, tales como infecciones, mononucleosis, incluso fiebre por arañazos del gato. Lo busqué; el arañazo de gato es una enfermedad real y no sólo una canción de Ted Nugent. El médico me recetó un antibiótico para eliminar cualquier infección. Admito que contribuí al retraso de un diagnóstico preciso, ya que omití algunas dosis. En una cita posterior, tres semanas después de la primera, el doctor me recomendó que tomara un medicamento más fuerte, más caro, y de una dosis al día. Supongo que era para los que no cumplían con las dosis. Me decidí a portarme bien y tomar los medicamentos consistentemente. En ese momento, el bulto seguía creciendo, pero no causaba dolor ni ningún otro síntoma. La falta de síntomas seguramente contribuyó a mi actitud relajada. Con el tiempo, sin embargo, mi preocupación creció junto con el bulto. Había crecido al tamaño de una nuez. Así que mi doctor ordenó un sonograma para echar un vistazo más de cerca.

Durante el sonograma, en octubre de 2002, el técnico dijo "mmm" muy seguido. Cuando le pregunté qué estaba viendo, me dijo con alarma inusual para un técnico, "Esto no es un quiste, ¡estos son ganglios linfáticos!" Cuando le pregunté cuál era la diferencia, dio marcha atrás rápidamente. "No soy radiólogo. Veamos qué dice él. Él le dará su informe a su médico, y su médico se pondrá en contacto con usted en aproximadamente dos o tres días." Guardó algunas imágenes en el disco y se fue velozmente; un hombre con una misión. Se había descubierto algo significativo, pero yo tendría que esperar para averiguarlo. Esperar—habría de descubrir—es una gran parte de tener cáncer. En última instancia, no hay mucho que puedas hacer sobre la espera. Preocuparme no ayudó mucho porque, como también descubriría, hay muchos pacientes de cáncer que se preocupan.

Después de tres días de silencio de mi médico de familia sobre los resultados del escáner, decidí llamarlo. La recepcionista parecía estar totalmente al tanto del informe. Ella me puso en espera por unos momentos y regresó en breve. "Todo está genial", declaró. Naturalmente, me sentí aliviado, pero para estar seguro, busqué más confirmación. "Así que es sólo un quiste, ¿y no son ganglios linfáticos?" Ella dijo: "Así es". Así que le dije: "Está bien, entonces, ¿qué debo hacer? ¿Pedir una cita para que el doctor drene el quiste?" Ella dijo: "Sí". Ella ni siquiera trató de fijar una hora para la visita, así que pensé que esto no era un gran problema de salud. Sólo necesitaba determinar un momento conveniente para drenar el quiste.

Capítulo 3

Sin temor

"Porque nunca será sacudido; para siempre será recordado el justo.
No temerá recibir malas noticias; Su corazón está firme, confiado en el Señor
Salmos 112:6-7

Para la mayoría de la gente, la coveniencia es difícil de conseguir, y yo no era la excepción. En ese momento, era pastor en la Fellowship Bible Church White Rock en Dallas, una iglesia que habíamos fundado 12 años antes. Yo era el predicador habitual de los domingos y como aún no teníamos al nuevo líder de adoración, yo también dirigía nuestra adoración. Lo sé, lo sé, estaba haciendo demasiadas cosas. Me pregunto si más que cualquier otra variable, un sistema inmunitario debilitado por el exceso de trabajo me llevó a ser vulnerable al cáncer. Esta cosa del quiste fue sólo otra dificultad que tuve que meter en mi ocupada y, por supuesto, profundamente sagrada agenda. Es fácil bautizar mis debilidades.

Un mes completo después, mi maravillosa hija, Amy, que en ese momento cursaba el primer año en la escuela secundaria, contrajo el virus de la gripe. Su gripe no podría haber venido en un mejor momento para mí. Acompañar a los niños a las citas con el doctor no estaba en la descripción de mis tareas normales, pero anuncié que la llevaría para poder hablar con el doctor sobre el crecimiento del quiste. En ese entonces era del tamaño de una pelota de golf.

Recuerdo consolarme a mí mismo: "Menos mal que el radiólogo confirmó que era sólo un quiste".

Después de que el doctor examinó a Amy, le dije: "Oiga doc, este quiste ha seguido creciendo. Probablemente necesitemos drenarlo." Cuando lo palpó, me di cuenta de que estaba sorprendido de que continuara expandiéndose a ese ritmo. Cuando pregunté por los resultados del sonograma, él salió de la habitación. No lo sé con certeza, pero creo que fue la primera vez que leyó el informe de la ecografía. Volvió con el número de teléfono de un cirujano y me dijo que era hora de hacerme una biopsia. Añadió que el informe concluía que el bulto consistía de múltiples ganglios linfáticos que se habían hinchado. Salí de su oficina muy preocupado y extremadamente frustrado.

Pasaron dos semanas más antes de que el cirujano tuviera un turno libre para un chequeo inicial. Era un hombre joven, con personalidad tipo A, honesto, que había sido votado por sus compañeros como uno de los mejores de Dallas. Me recordaba un poco a John McEnroe, el tenista. Mostraba una apariencia brusca, que después de conocerlo, creo que era para evitar apegarse demasiado a los pacientes. Cuando me vio por primera vez, estaba impresionado de lo fornido y firme que parecía estar yo. Eso me desconcertó al principio, porque, bueno, ¿a quién le importa? ¿Algún jugador de fútbol le pateó arena encima cuando era joven? Antes de la cirugía para realizar una biopsia, le enfatizó al anestesiólogo lo grande y fornido que era. "Asegúrate de darle lo suficiente." Pensé que mi comodidad era su preocupación. En una visita más adelante, mencioné que reviví durante una endoscopia (con una cámara exploratoria a través de la garganta hasta el estómago). Entonces me di cuenta de por qué mi tamaño era un problema. Él dijo: "Pensé que ibas a decirme que le habías pegado al doctor. Sabes que algunas personas despiertan muy violentamente." Todo este tiempo él había estado pensando en los problemas que podría causar si me despertaba durante la cirugía. En mi próxima intervención, la tercera, le conté mi historia del reavivamiento durante la endoscopia al anestesiólogo. Él nunca dijo, "Dale una dosis extra; no quiero que se despierte y me golpee." Los cirujanos tienen mucho en qué pensar. Nunca imaginé que defenderse era una de sus preocupaciones.

Mientras me examinaba, hablamos del tema del nivel de capacidad y el sentido común de mi médico de familia. "¿Cómo se llama?" "¿Fiebre por arañazo de gato?" "¿Alguien pensó alguna vez en meter una aguja en esto?" Supuse que quería decir hacer una biopsia rápida. En aquel momento, estaba menos interesado en evaluar de quién era la culpa que en encontrar una solución. Sin embargo, su reacción me hizo entender que el tamaño de la masa junto con el paso del tiempo era una mala combinación. Más tarde, en febrero del 2004, después de seis meses de estar totalmente limpio del cáncer, Terri y yo sentimos que era crucial para nosotros tener una charla con mi médico de familia. Lo invitamos a almorzar y él accedió. Le contamos lo que había pasado con su recepcionista. Le dije que creía que había cometido un error en mi atención y que casi muero por eso. Debería haberme llamado inmediatamente a la oficina para revisar los resultados de la ecografía, especialmente ya que era un informe tan crucial. Le dije que había decidido no demandarlo, sin importar cuál fuera su reacción. Hay un pasaje claro en el Nuevo Testamento acerca de no demandar a otro creyente en Cristo (1 Corintios 6:1-8) y él es un creyente en Cristo y un buen tipo también. Mi motivo para confrontarlo fue evitar que se repitiera con otro paciente. Era cortés pero firme insistiendo en que su oficina no había cometido errores. Él evitó el asunto de la conversación con la recepcionista. Como ella ya no trabajaba para él, él no podía confirmar o negar mi opinión sobre sus acciones. Después, Terri y yo nos sentimos muy decepcionados, pero decidimos dejarlo pasar y seguir adelante. De forma bastante inesperada, nos llamó más tarde esa noche. Dijo que había estado reflexionando mucho sobre mi perspectiva y empezó a disculparse profusamente. Él tomó el 100% de la responsabilidad de diagnosticarme mal y de estropear el informe de la ecografía. Me dijo: "Me equivoqué de verdad". Su disculpa liberó en mí una sensación de justificación. Estaba seguro de que en el futuro, él sería más cuidadoso. Algunas personas me han preguntado si me ofreció dinero. No, no lo hizo, ni se lo pedí. Aproximadamente un mes después, leí en el periódico que las compañías de seguros de los doctores habían identificado una manera comprobada para reducir las demandas por negligencia médica. Animaban a los doctores a simplemente sentir empatía y disculparse tanto como pudieran con los pacientes molestos. Aparentemente, la gente no está tan orientada a hacer demandas como se pensaba antes; simplemente quieren que los médicos admitan omisiones y errores. El error humano es parte de nuestras vidas. Sólo tenemos que aprender de esos errores. Solía pensar que sería muy estresante ser médico, y que la vida de la gente dependiera de que tu curva de aprendizaje avance en la dirección correcta. Cuando eres fontanero, ¿qué es lo peor que puede pasar? No es el fin del mundo si el baño de alguien se pudre por una tubería con fugas que instalaste. Esta línea de pensamiento me lleva a pensar en las responsabilidades de la predicación. Como predicador, estás lidiando con algo más que la muerte física de alguien, los errores pueden tener consecuencias eternas. No es de extrañar que la predicación sea estresante.

Para el día de la biopsia, tres días antes de la Navidad del 2002, el bulto se había hecho tan grande que no podía tocar mi costado con mi codo sin sentir mucho dolor. Decidí que cuando caminara en público, también sacaría mi otro brazo, al estilo macho. El cirujano me dijo después de la cirugía que la masa había crecido hasta el tamaño de dos pelotas de béisbol y que quitó el equivalente a una pelota de béisbol para la biopsia. Un patólogo realizó algunas pruebas mientras yo todavía estaba inconsciente en la camilla. El informe preliminar fue carcinoma de células escamosas. Cuando me recuperé, el cirujano me explicó que la célula escamosa era un tipo de cáncer de piel que era muy tratable, a diferencia del tipo más peligroso, el melanoma. Así que eso era bueno. Aún así, dijo que debería buscar inmediatamente a un oncólogo para investigar las opciones de tratamiento; tal vez quimioterapia o radiación. Dijo que la célula escamosa a veces se propaga desde la piel hasta la garganta y el esófago o hacia los conductos respiratorios y hacia los pulmones. Así que me preguntaba qué estaba haciendo bajo mi brazo. Recuerdo estar agradecido de que si tenía que tener cáncer de piel, al menos no era melanoma.

Dos días después de la cirugía, en la mañana de Nochebuena, escribí una nota para mi iglesia. Les conté los resultados de la patología y les animé a que vinieran al servicio a la luz de las velas esa noche. Yo iba a estar allí, y me acababan de diagnosticar con cáncer, así que me imaginé que ellos no tenían excusas para no ir. En realidad, yo no escribí eso. En nuestra iglesia tuve la bendición de conocer a algunas de las mejores personas que he tratado. Fueron un gran apoyo para mí y mi familia. Mi familia cristiana jugó un papel fundamental en mi historia; bueno, nuestra historia. Al cierre del correo electrónico de Navidad, cité a mi hijo Jesse, que en ese entonces era un estudiante de segundo año de la secundaria. "Hay mucha gente que contrae cáncer y lo vence." Amén, Jesse.

El día de Navidad del 2002, el cirujano llamó. Después de hacer más pruebas, los patólogos determinaron que no tenía carcinoma de células escamosas después de todo, sino melanoma metastásico en etapa III. Me recomendó que fuera a ver a un oncólogo cuanto antes. "Metastásico" significa en movimiento o que se ramifica. Las células cancerosas se habían diseminado a mis ganglios linfáticos bajo mi brazo desde otro lugar de mi cuerpo pero no habían podido localizar una fuente "primaria" u original en mi piel. Sé que él se sintió mal por llamar en Navidad, pero estaba a punto de salir de la ciudad. Estuvo de acuerdo en intentar ayudarme a acelerar las pruebas y las visitas a los oncólogos, pero no podía prometer nada. Ofrezco un consejo amigable para ti, como si fuera posible seguirlo: Nunca te enfermes en un fin de semana, y definitivamente nunca te enfermes durante las vacaciones de Navidad. Todos los profesionales médicos son transportados a un lejano planeta navideño donde apagan sus teléfonos celulares y tratan de no pensar en pacientes desesperados, que no paran de oprimir los botones de llamada.

Yo me aferré al aliento del Salmo 112:7, "No temerá recibir malas noticias; su corazón está firme, confiado en el Señor". No debo temer las malas noticias. No necesito temerle a nada. Estaba en manos grandes. Buenas manos.

Capítulo 4

Compañero paciente

"Tú dijiste, '¡Ay, infeliz de mí! Porque el Señor ha añadido tristeza a mi dolor;
cansado estoy de gemir y no he hallado reposo.'"
Jeremías 45:3

Aquí mi historia toma un giro irónico y desgarrador. Unos pocos meses antes de mi diagnóstico, mi padre, Bob, fue diagnosticado con cáncer. No cualquier cáncer, sino que de todas las posibilidades, tenía melanoma metastásico. Una pequeña lesión en su espalda había estado bombeando el melanoma por todo su cuerpo. Después de hacerse un escaneo, le diagnosticaron etapa IV. El cáncer se había propagado más allá de sus ganglios linfáticos hacia múltiples sitios, incluyendo sus pulmones, hígado y cerebro. En general, el melanoma en etapa I es una lesión superficial y muy tratable. La etapa II es una lesión más profunda y se sospecha que puede expandirse. El cirujano usualmente quita un "margen" saludable de tejido alrededor de los sitios con cáncer en la Etapa I o II para asegurar la eliminación total. Yo estaba "solo" en la etapa III. Aunque el melanoma había pasado a mis ganglios linfáticos, parecía haberse detenido allí y los ganglios linfáticos están diseñados para contener la propagación de enfermedades. Mi padre tuvo un caso avanzado de etapa IV debido a que se ubicaba en múltiples sitios. Después de algunas platicas sinceras y francas con el oncólogo de mi padre, mi madre había empezado a preparar a la familia para lo peor. Entonces el día de Navidad, les comuniqué las noticias adicionales a mi madre, mi papá y siete hermanos y hermanas. "Oigan todos, ¿adivinen qué? Yo también tengo melanoma metastásico."

Mi primera reacción fue de culpa. Es irracional, lo sé, pero la culpa no siempre tiene sentido. Mi padre tenía setenta y tantos años, y yo creía que la familia debía concentrarse en él. Mi diagnóstico era una distracción de lo que podrían ser sus últimos momentos. Experimenté una culpa adicional porque no lo había visitado en Pittsburgh en dos años. Terri y yo nos habíamos mudado por primera vez a Dallas en 1984 para que yo pudiera asistir al Seminario Teológico de Dallas. Después de graduarme, empecé la Fellowship Bible Church White Rock en Dallas en 1990. Durante ese lapso de tiempo, viajé a Pittsburgh por lo menos cada dos años y a veces cada año. Ya había cancelado un viaje en avión debido a mis cirugías. Ahora tenía una tomografía postoperatoria programada para el 27 de diciembre. El escaneo era crítico para "volver a establecer la etapa" de mi caso para determinar si el cáncer se había extendido. Si se había extendido, mi plan de tratamiento cambiaría considerablemente, así que necesitaba seguir con el plan. Mi preocupación era si mi padre todavía estaría aquí si yo seguía posponiendo mi visita.

Tenía mucho más para decirle que simplemente el adiós. Quería hablar de su alma y de la otra vida. Como creyente en la Biblia, tengo algunas creencias establecidas sobre lo que pasa cuando morimos. Quería hablar con él sobre cuando se presentara ante Dios para rendir cuentas de su vida y de su relación con el Salvador, Jesucristo. Habíamos hablado antes, pero no con la certeza que deseaba. Quería que confiara sólo en la gracia y la misericordia que se ofrece en Cristo. Quería saber qué pensaba sobre estos asuntos. Me doy cuenta de que no todos comparten mis creencias. Mucha gente cree que todos los que "viven una buena vida" irán al cielo. Según mi comprensión de la Biblia, ese es el mito más desafortunado que se haya perpetuado en la raza humana. Creo que la Biblia es clara; hay sólo dos maneras de llegar al cielo. La primera es vivir una vida perfectamente sin pecado, lo que significa que una persona nunca ha mentido, robado, maldecido, engañado o deseado al cónyuge o posesiones de otra persona. La Biblia dice que nadie ha vivido una vida tan santa, excepto Jesús. Admito que he fracasado miserablemente en lograr ese primer camino al cielo. Para nosotros pecadores hay un castigo claro descrito en la Biblia por nuestro pecado. A pesar de los intentos de algunas personas de descartar las advertencias de Dios, el castigo es eterno y abrasador. Afortunadamente, existe un "Plan B", una segunda vía para llegar al cielo que Dios ha ofrecido. La segunda forma es a través del perdón que Dios ha comprado a través del sacrificio de Su Hijo Jesús en la cruz. Dios nos amó tanto que creó una manera de perdonarnos transfiriendo el castigo de nuestros pecados hacia Su Hijo. Así que Él fue castigado en nuestro lugar. Pero para recibir los beneficios de este sacrificio, cada uno de nosotros debe admitir su pecaminosidad y recibir a Jesucristo como nuestro Salvador personal. No es sorpresa que la Biblia llame a esto "buenas noticias". Se ofrece como regalo. Para algunos, esto puede parecer un plan simple, incluso tonto, pero cuando uno considera la pura santidad de Dios y la absoluta pecaminosidad del hombre, tiene mucho sentido. Para más información sobre esto, lee mi folleto, *Dos maneras de ir al cielo*, que se puede encontrar en uno de los anexos al final de este libro*. He hecho que compartir estas buenas noticias sea parte del propósito de mi vida. Siento que no es sólo un privilegio sino una obligación compartir este mensaje con otros. Así que, ¿cómo podría dejar de hacer el viaje para aclarar estas verdades con mi propio padre? Hablar por teléfono se había vuelto difícil. Había demasiadas visitas y enfermeras alrededor. Pero decidí confiarle al Señor el alma de mi padre y su salvación, sabiendo que podía enviar a cientos de personas para asegurarse de que mi padre estuviera adecuadamente preparado para encontrarse con Él. Mirando atrás, habría sido tonto hacer el viaje en mi estado. Mi hermana lo dijo bien: "Nosotros no necesitamos que ambos mueran; quédate allí y mejórate".

Empecé a sentir un renuente respeto por el melanoma. Le agradecí a mi familia que no me protegiera de la realidad del declive de mi padre. No me cogió desprevenido la intensidad de la enfermedad. Traté de investigar todo lo que pude. El estudio no duró mucho tiempo porque la Internet no es exactamente una fuente de esperanza para pacientes con melanoma en etapa avanzada. La tasa de supervivencia a cinco años para la etapa IV avanzada es aproximadamente del 3 al 6%. Sin embargo, hay muchos artículos médicos y de noticias sobre prometedores ensayos clínicos. A medida que me sumergía con entusiasmo en estas afirmaciones esperanzadoras, descubría que el "progreso asombroso" era a menudo una adición de tres o cuatro meses a la vida de un paciente. No es exactamente el progreso que tenía en mente. Imagino que algunos médicos lamentan el auge de la Internet. Los pacientes obtienen el conocimiento suficiente para desconfiar de sus consejos. En este punto de mi lucha, la esperanza de que esta sería una batalla rápida o fácil había desaparecido. A medida que las historias de la condición de mi padre empeoraban, no podía evitar preguntarme hacia dónde me arrastraba el melanoma.

---

*El folleto, "Dos maneras de llegar al cielo," tambien está disponible en el sitio web de Stronghold Ministry en inglés y español en: www.mystronghold.org/Docs/The_Two_Ways_To_Get_to_Heaven.pdf.

Capítulo 5

Preguntas

"¿He pecado? ¿Qué te he hecho a ti, oh guardián de los hombres?
¿Por qué has hecho de mí tu blanco, de modo que soy una caraga para mí mismo?"
Job 7:20

Hay 1 millón de casos nuevos de cáncer de piel cada año. Un enorme porcentaje de los diagnosticados tienen la oportunidad de captar la enfermedad en etapa I o II. Me pregunté por qué el cáncer se saltó las primeras etapas y avanzó directamente a mis ganglios linfáticos, que es la etapa III. Pensaba que el melanoma siempre formaba una lesión superficial en la piel, pero aprendí que es "común" tener una lesión original o "primaria" en la piel. En estos casos, algunos oncólogos creen que el sistema inmunitario se las arregla para combatir el melanoma y quitarlo de la superficie de la piel, pero no previene la propagación de las células al resto del cuerpo. Este efecto furtivo es particularmente peligroso ya que la detección temprana es una de las mejores herramientas para combatir el melanoma. En este tipo de casos, el diagnóstico y el tratamiento son casi siempre tardíos. El cáncer puede realmente "pasar desapercibido". Aún no he visto consejos publicados sobre el cáncer de piel que adviertan de la posibilidad de que la enfermedad vaya directamente a tus ganglios linfáticos. Al final de este libro, en uno de los apéndices, incluí una guía preliminar. Tampoco he leído jamás que debemos tener cuidado de que las lesiones potencialmente mortales pueden desaparecerse tan rápido como se habían formado. He conocido a dos pacientes con melanoma cuya lesión primaria estaba sobre o dentro del globo ocular. Hay también casos de mujeres con lesiones primarias en la piel que está cubierta por su traje de baño. Esto lleva a algunos médicos a la conclusión de que los rayos ultravioleta pueden penetrar la ropa. Hace poco oímos hablar de una mujer que encontró una lesión en su parte privada. También algunas personas han sido diagnosticadas a partir de lesiones en las plantas de los pies, otros en las palmas de las manos, incluso algunos en las bases de los dedos de las manos o de los pies. Sé de dos bebés que nacieron con melanoma. Además, hasta que ocurrió lo de mi padre, siempre pensé que una lesión peligrosa tenía que ser grande. Así que menciono a estos casos más raros para ayudar a correr la voz. Hoy en día se necesita prestar mucha más atención y cuidado a nuestra piel. A nivel nacional, hay más casos nuevos de cáncer de piel cada año que las incidencias combinadas de cánceres de mama, próstata, pulmón y colon.

Tenía otra pregunta personal más penetrante; ¿me había causado esta enfermedad a mí mismo? En muchos sentidos, yo era un candidato firme para el melanoma. Cada dermatólogo u oncólogo que he visto requiere que los pacientes completen una encuesta larga (a menudo de 30 o 40 páginas) sobre su relación con el sol durante su vida. Las preguntas iniciales se refieren a los antecedentes familiares, ya que el melanoma parece tener algunos aspectos hereditarios. Mi familia se dio cuenta de esto sin requerir ninguna prueba estadística. Después de que nos diagnosticaran a mi padre y a mí con meses de diferencia entre uno y otro, los consultorios dermatológicos en el área de Pittsburgh se llenaron de gente. La conexión genética se hizo clara aún más dramáticamente cuando conocí a una niña pequeña que nació con una lesión en el dorso de la mano. ¡Su abuelo tenía una lesión casi exactamente en el mismo lugar! Las encuestas sobre el cáncer de piel también preguntan: "¿Eres de piel clara?" y "¿Te quemas en el sol fácilmente?" Pufff. No puedo ni siquiera empezar a contar el número de quemaduras de sol que he tenido con esta piel clara y ojos azules. Las quemaduras de sol eran un rito de paso del verano en mis días de juventud. Si no estabas rojo, era mejor estar muerto. Claramente no estabas disfrutando tu verano. Recuerdo especialmente que lograba ese tono cereza familiar después de jugar en el lago o pescar todo el día en Conneaut Lake Park, el destino vacacional anual de mi familia. En realidad, estuve al aire libre todo el verano la mayor parte de mi vida. Jugué al béisbol desde que tenía seis años hasta la universidad, e incluso durante unos años después de la universidad en las ligas de verano. También hubo un par de veranos de vanidad en la secundaria cuando me tumbaba al sol después de empaparme con aceite para bebés. Pensé que a las chicas les gustaba. (Mi esposa me dijo que podía escribir eso). Trabajé en la construcción al aire libre cada verano desde el primer año en la escuela secundaria y todos los años hasta terminar la universidad. Al graduarme de la escuela secundaria, me mudé al sur a vivir en

Florida durante cinco meses. Trabajando como carpintero de estructuras durante ocho o diez horas, terminaba la mayoría de los días jugando con el Frisbee en Daytona Beach. Después de la universidad y durante el seminario me ganaba la vida trabajando en la construcción. Durante mis primeros dos años con doble vocación en la iglesia, habitualmente pasaba largos días trabajando bajo el sol de Texas. Reemplacé varios techos en Texas como contratista, a veces retechando casas yo solo. Cambié el techo de mis propias casas tres veces. Para completar esta sobredosis de sol, mi pasatiempo favorito era pescar. Me han dicho algunos pescadores bastante ávidos que no es fácil pescar conmigo, porque me quedo demasiado tiempo. Mi teoría de la pesca es que los peces tienen que comer, así que si los esperas, eventualmente picarán. En mis años adultos, me volví consciente del uso de protector solar mientras pescaba, pero lo admito, no me lo volvía a aplicar cada pocas horas. Así que la genética, la ocupación y el estilo de vida se combinaron para formar la tormenta perfecta para el melanoma y yo.

Ciertamente no puedo culpar a mis padres ya que el conocimiento sobre el cáncer de piel no había avanzado lo suficiente durante mi infancia. Tal vez yo podría haber evitado el cáncer si durante mi edad adulta no hubiera minimizado las advertencias. Yo puedo aceptar que soy el 100% culpable por no cuidar mejor mi piel. Al principio me molestaba pensar que las familias probablemente estaban sentadas alrededor de sus mesas comentando sobre mi situación. Me imaginaba a los padres diciendo: "El Sr. Joe estuvo afuera bajo el sol demasiado tiempo y vean; esto es lo que pasa. Así que escúchennos la próxima vez que les digamos que usen protector solar." Tenemos una fuerte tendencia a determinar la causa exacta de los sufrimientos de los demás. Si podemos localizar la causa, nos sentimos facultados para evitar las consecuencias. Hay algo de verdad en ello. También hay valor en ser un ejemplo negativo, así que sí, por favor usa mucho protector solar y no te quedes al sol demasiado tiempo, como yo.

También creo que lo que Dios permite, Él también lo determina. Podría haber esquivado fácilmente mi irresponsabilidad. Podría haber permitido que el cáncer se quedara en la superficie de mi piel para darme tiempo de tratarlo. Una vez leí que el cuerpo humano lucha contra un ataque de cáncer 30.000 veces en la vida. Así que el Señor, a través del sistema inmunitario que Él diseñó está constantemente previniendo el cáncer en la gente. Podría haber permitido que mi cuerpo se resistiera una vez más. Bueno, en realidad, lo hizo. Quiero decir que podría haberlo hecho mucho antes. Yo también me pregunto: ¿por qué algunos que se asolean de forma habitual se las arreglaron para esquivar el melanoma? Algunos tienen la piel más clara que yo, una genética más vulnerable, y también eran mucho menos responsables con el protector solar. El hecho es que siempre estamos esquivando las balas de nuestras decisiones tontas. Conducir demasiado rápido para las condiciones; pasar los semáforos en rojo; comer mal; vivir imprudentemente; todos vivimos del tiempo prestado. Cuando pienso en ello, Dios fue extremadamente amable en permitirme sobrevivir a mis años de adolescencia.

En fin no creo que me estuviera castigando. He hablado con más de un paciente de cáncer que no estaba tan seguro. Técnicamente, yo merezco un sufrimiento mucho peor y eterno a causa de la cantidad de mis pecados. Dios estaría totalmente justificado en enviarme instantáneamente al infierno, pero yo creo que Él lavó mi pecado a través de la muerte de Jesús en la cruz. En mis luchas con la pregunta del "por qué", Su misericordia nunca estuvo en duda, sólo Sus propósitos. Estoy convencido de que Él tenía propósitos más altos para permitir el cáncer. Todos esos propósitos serán revelados en la eternidad, pero algunas de las razones ahora son obvias.

Capítulo 6

Invasor

*El enemigo dijo: "Perseguiré, alcanzaré, repartiré el despojo;
se cumplirá mi deseo contra ellos; sacaré mi espada, los destruirá mi mano".*
Éxodo 15:9

El cáncer había logrado un ataque sorpresa, mi Pearl Harbor, pero finalmente se planeó un contraataque. Justo después de mi primera cirugía en diciembre de 2002, mi cirujano me recomendó un oncólogo. Era un hombre amable e inteligente de ascendencia india, pero su acento era marcado y a menudo tenía problemas para entenderlo. Yo también tenía muchas preguntas, y quería hablar mucho. Aunque él se esforzó bastante, a menudo me sentía poco informado. Francamente, me pareció que tenía exceso de trabajo. Tenía oficinas en dos lugares diferentes que estaban a una hora de distancia. Me devolvía las llamadas desde su celular mientras manejaba de una oficina a otra, lo que lo hacía aún más difícil de entender. Creo que además conducía un descapotable. El acento no era la única barrera que dificultaba la comunicación. Esta experiencia fue muy inesperada y perturbadora para mí. Ser oncólogo ha de ser difícil. La mayoría de sus pacientes se perciben a sí mismos en el precipicio entre la vida y la muerte porque, bueno, lo están. La avalancha de preguntas debe ser agotadora, especialmente porque nadie quiere escuchar algunas de las respuestas. Sin embargo, me aconsejó el siguiente paso con seguridad. Debería hacerme una segunda cirugía para extirpar el resto de los ganglios linfáticos debajo del brazo y luego hacerme un seguimiento con un medicamento para el sistema inmunitario llamado interferón. Esto, dijo, era "el estándar de atención" para los pacientes con melanoma en etapa III. Los interferones son proteínas naturales producidas por nuestro sistema inmunitario para eliminar virus, parásitos y células tumorales. Evitan que los virus y los tumores se reproduzcan porque activan las células T protectoras del organismo. Me sentí aliviado de que la principal recomendación de mi médico fuera un tratamiento natural, ya que me preocupaban los efectos secundarios a largo plazo de los medicamentos contra el cáncer. Sin embargo, al final, nunca recibí ningún tratamiento con Interferón.

Después de la primera cirugía, me hice una tomografía por emisión de positrones y una resonancia magnética para descartar metástasis cerebral y para volver a establecer mi etapa. TEP es un acrónimo de "tomografía por emisión de positrones". Un radioisótopo se mezcla con glucosa y se inyecta en el torrente sanguíneo. Nuestros cuerpos convierten todos los alimentos en glucosa para nutrir nuestras células. Debido a que las células cancerosas de crecimiento rápido beben glucosa a una tasa más alta, el radioisótopo se vuelve más concentrado en las células cancerosas. El escáner detecta niveles más altos de radiación de grupos de células cancerosas y señala con precisión su(s) ubicación(es). La TEP dura aproximadamente 35 minutos. Cuando tienes melanoma, también te examinan las piernas y los pies, que son otros 25 minutos. Empecé a aprender el significado del viejo dicho: "La cura es peor que la enfermedad". Durante una TEP, los brazos deben colocarse por encima de la cabeza. La posición era un problema para mí ya que desgarraba las suturas y el tejido cicatrizal debajo de mi brazo.

La masa siguió creciendo bajo mi brazo. Tenía una sensación de hormigueo constante en el área. Me di cuenta de que se debía a la sangre que brotaba a través de las células cancerosas que se multiplicaban rápidamente. La masa sobresalía por ambos lados de mi axila. En el frente, había crecido en la parte superior de mi pecho y hombro, llegando hasta la clavícula. Durante una visita al consultorio dos semanas después de la fecha de la primera cirugía, el cirujano se sorprendió por el tamaño de la masa. Pensó que sólo podría deberse a una acumulación de líquido linfático causada por la extirpación de tantos ganglios linfáticos. Así que trató repetidamente de drenar el área con una jeringa, pero sólo encontró un tumor sólido en todas las partes que perforó. Sí, los tumores tienen terminaciones nerviosas. Para cuando se extirpó, o se removió la masa en la cirugía, había crecido a 8" x 6" x 4"—aproximadamente el tamaño de un molde de pan de banana. Dijo que el tumor había crecido tan rápido que la masa estaba "necrótica" o muerta por dentro. La capa externa de células había estado desviando codiciosamente todo el suministro de sangre y las células internas habían muerto por falta de sangre. No podía dejar de sorprenderse por la agresividad de mi caso. Me advirtió que consiguiera la quimioterapia sistémica más fuerte que pudiera encontrar, inmediatamente. Pero antes de que pudiera entregarme al tratamiento, se vio obligado a entrar en acción una vez más.

Después de la segunda cirugía y antes de comenzar el tratamiento químico, me pidieron que me sometiera a otra TEP para establecer la etapa. Esta reveló una lesión del tamaño de una moneda de 25 centavos dentro de mi estómago. Como el cáncer se había propagado más allá de mis ganglios linfáticos, ahora estaba clasificado como etapa IV. Todos dijeron que al menos sólo había un lugar donde el cáncer se había propagado. Los médicos recomendaron una endoscopia en la que se inserta una cámara en la garganta y en el estómago. Se puede extraer y estudiar una biopsia de la lesión. Durante el procedimiento, me desperté ante un médico que sostenía un aparato que parecía un manillar de bicicleta con un joystick de control remoto montado en él. Creía que no debía estar despierto, así que intenté conversar un poco con el médico para hacerle saber que estaba consciente. No me miraba a los ojos porque estaba mirando un monitor de vídeo al lado de mi cama. Así que le dije: "¿La gente se despierta durante las endoscopias muy a menudo?" Cuando hablé, se asustó y lo tomó totalmente desprevenido. Sin embargo, se recuperó bien y dijo: "Oh, bueno, hemos terminado de todos modos." No creo que eso fuera del todo cierto. Al menos no me golpeáron con un mazo de goma para desmayarme otra vez; "Se despertó. ¡Dale otro golpe!" Se programó otra cirugía para que me extirparan la parte afectada de mi estómago. El cirujano estimó que me extirparía un tercio del estómago. Me di cuenta de que él pensaba que sólo estábamos prolongando un poco mi tiempo. Me dije, a veces Dios se toma su tiempo.

Capítulo 7

Intervención quirúrgica

Y una espada traspasará aun tu propia alma.
Lucas 2:35

Hasta este punto, había estado adaptando el tratamiento a mi horario. Me mantenía al día con los deberes de la iglesia bastante bien. Estaba decidido a no dejar que el cáncer afectara demasiado a mis hijos. Había señales de que mi hijo, Jesse, estaba cada vez más preocupado. En varias ocasiones, cuando Terri y yo nos sentábamos con los niños para informarles de mi situación, pude verlo agarrarse a su silla. Más tarde me dijo que luchó con la relevancia de asuntos rutinarios como los deportes y la escuela en un contexto de vida o muerte. Sus notas se resintieron, pero parecía más inspirado en sus partidos de baloncesto. Definitivamente era más agresivo y su entrenador lo dejaba jugar más. También encontró un escape en sus juegos de computadora. Se volvió muy bueno en un juego llamado, irónicamente Counterstrike. Mi hija, Amy, siempre confió en que estaría bien. Ella ha sido la optimista de la familia y tiene una simple confianza en el Señor. Yo esperaba que los acontecimientos de mi vida no abrumaran su tierna fe. Me puse la meta de asistir a cada partido de baloncesto de la escuela secundaria que jugaran los niños. Jesse jugaba en el equipo de juveniles y Amy en el equipo de novatos para chicas. Recuerdo correr del estacionamiento al gimnasio en las noches frías y húmedas, alejando mi camisa de la incisión debajo de mi brazo, para evitar que frotara y se pegara. Sin embargo, en ese momento, ya no podía adaptar el tratamiento contra el cáncer a mi vida. Se había convertido en un trabajo de tiempo completo. Pensé en el consejo de la aerolínea: "Ponte tu propia máscara de oxígeno antes de tratar de ayudar a tus hijos". Sin embargo, no estaba contento con el cambio de enfoque. Mi vida había empezado a descontrolarse, al menos en cuanto a mi control, y había empezado una batalla de voluntades. Yo tomé el papel del niño quisquilloso y Dios el papel del Padre paciente.

La primera oportunidad para programar la cirugía de estómago fue un lunes por la mañana, el día después del Super Bowl en 2003. Noté el conflicto de horarios demasiado tarde. Habíamos planeado una gran fiesta del Super Bowl en la iglesia. Debería haber dejado pasar un día más porque la preparación de la noche anterior a la cirugía requería beber un líquido que vaciara el estómago. Así que tuve que abandonar la gran fiesta después de la primera mitad. Mientras me sentaba en el baño "preparándome", tenía la sensación de que mi vida estaba a punto de volverse muy complicada. Todo progresaba a altísima velocidad. Todavía tenía un drenaje debajo del brazo desde la segunda cirugía y no podía recordar ninguna instrucción sobre la extracción. Era una bomba de succión de plástico con forma de granada de mano. Se conectaba a un tubo de plástico de un cuarto de pulgada que estaba enterrado en el área de mi incisión. Debía apretar la ampolla de vez en cuando para drenar el líquido linfático, ya que su ruta había sido interrumpida por la extirpación de los ganglios linfáticos. Decidí sacar el tubo porque de todos modos no estaba drenando bien. Mientras lo sacaba lentamente, me sorprendió que fuera unas 18 pulgadas más largo de lo que pensaba. Lo habían enrollado en un serpentín apretado bajo mi piel. El drenaje debe haber estado obstruido porque cuando el extremo del tubo salió de la incisión, el líquido fluyó con suficiente fuerza para rociar el espejo del baño. El flujo se redujo a un goteo en unos segundos. Esperaba haber hecho lo correcto, pero pensé: "¿Qué me van a hacer?"

A la mañana siguiente, el cirujano me extirpó algunas partes, incluyendo un tercio de mi estómago, un ganglio linfático del tamaño de un puño en mi abdomen y una sección de mi omento. El omento es una capa de grasa interna localizada en el interior de la pared abdominal que amortigua y aísla los órganos internos. Cuando desperté, me dijeron que los patólogos aún no estaban seguros de que tenía melanoma. Todos los informes de la biopsia aún concluían que había presencia "débil de melanoma". Estaban perplejos por la falta de evidencia y se preguntaban si yo podría tener cáncer estromal de estómago en su lugar. Mi oncólogo me dijo: "Esta podría ser una buena noticia: si debes tener cáncer, querrás tener cáncer estromal de estómago". Un nuevo medicamento milagroso, llamado Gleevec, elimina el estromal con efectos secundarios mínimos. El hospital envió una biopsia a un especialista en patología altamente reconocido en cáncer de estómago. Oramos diligentemente y cruzamos los dedos de las manos y de los pies para que yo tuviera cáncer estromal.

La respuesta tardó casi dos semanas, pero el especialista envió la misma conclusión: "débil para melanoma". Esta noticia desinfló totalmente mi optimismo humano restante. La confianza de Terri también había recibido un gran golpe mientras esperaba que yo saliera de la cirugía. Normalmente tenía varios amigos de la iglesia sentados con ella en la sala de espera. Por alguna razón ella estuvo sola por un tiempo el día de mi cirugía de estómago. Así cuenta lo que pasó:

Había un hombre mayor y su hija esperando a que su esposa saliera del quirófano. Estaba tan silencioso; no pude evitar escuchar su discusión. El marido dijo: "Temo a esta enfermedad, cada vez que entran a sacar algo, parece que se propaga más y más." Me preguntaba qué enfermedad era. Sus siguientes palabras fueron: "El melanoma no tiene fin." Este hombre no tenía idea de que mi esposo estaba en cirugía por la misma enfermedad. La ansiedad se multiplicó en mi corazón. Imaginé los siguientes diez años en mi mente. Estaría totalmente sola. No estaba preparada para esta batalla en esta sala de espera. No me había puesto el escudo de la fe. El león me había estado esperando allí, rugiendo fuerte y claro que no iba a sobrevivir. Le estaban cortando el estómago a Joe. A mí me estaban cortando el corazón. Nadie vio lo que sucedía. Ningún médico iba a hablar con los que esperaban un informe sobre esta cirugía sin sangre. Esta batalla sólo se vio en el mundo invisible, donde los espíritus oscuros luchan por las creencias en Dios. ¿Es bueno, pase lo que pase? ¿Provee y cuida de mí en mi futuro invisible? ¿Me ayudará a atravesar la próxima hora?

El relato de Terri me recuerda los comentarios del ángel Gabriel a María, que su corazón sería atravesado junto con el corazón de Jesús. El corazón de Él fue literalmente perforado, el de ella figurativamente. En aquellos días miraba a menudo a Terri y me di cuenta de que si yo me moría, ella se quedaría "con la responsabilidad". Podía sentir la fuerza de la tormenta en la distancia, ¿pero cómo puedes contener una tormenta? Lo intentaría.

Capítulo 8

El apoyo

Y sucedió que cuando Moisés tenía en alto su mano, Israel prevalecía;
y cuando dejaba caer la mano, prevalecía Amalec. Pero las manos de Moisés se
le cansaban. Entonces tomaron una piedra y la pusieron debajo de él, y se
sentó en ella; y Aarón y Hur le sostenían las manos, uno de un lado y el otro del
otro. Así estuvieron sus manos firmes hasta que se puso el sol.
Éxodo 17:11-12

Mi recuperación de la cirugía de estómago comenzó bien. La incisión y mis entrañas estaban adoloridas como se esperaba, así que utilicé abundantemente el goteo de morfina "controlado por el paciente". La máquina de goteo está diseñada para medir y limitar la ingesta, pero también para permitir que el paciente omita dosis si su dolor no es fuerte. Hay un temporizador que emite un sonido cuando la máquina permite otra dosis, pero no me salté ninguna. Tan pronto como escuchaba la señal, instantáneamente oprimía el botón para obtener el mayor alivio posible. Luego, dos días después de la cirugía, una enfermera me dijo que había visto a ancianitas usar la mitad de la morfina que yo estaba usando. Sentí como si estuviera cuestionando mi hombría. Supongo que también cuestionaba mi feminidad, si yo era más débil que las viejecitas. Rápidamente cargué el viejo ego. Iba a dejar la rutina de autocompasión y la morfina. "Sólo dame una toalla para morder". Así que por un día me retorcí en la cama, tratando de igualar la entereza de las ancianitas pacientes compañeras de mi piso. Al día siguiente me asignaron a una enfermera que era del tipo realmente buena, experimentada y eficiente, que quiere que sepas que es realmente buena, experimentada y eficiente. Una nota al margen para todos los tipos de profesionales buenos, experimentados y eficientes: nos damos cuenta, pueden relajarse. De todos modos, estoy seguro de que el Señor me la envió. Se puso furiosa cuando oyó lo que había dicho la otra enfermera. Así que el feliz flujo de morfina se reanudó.

Hubo algunos momentos destacados de mi estancia en el Doctor's

Hospital. Me sentí muy apoyado por los amigos, la familia y la iglesia. Una gran bendición fue la visita de algunos de mis compañeros de baloncesto. Había estado jugando al baloncesto con ellos durante varios años y sé lo mucho que ansían jugar. En vez de jugar un día, varios de ellos acordaron visitarme. Siempre me ponían de buen humor, por lo general burlándose el uno del otro. Uno dijo con cara seria mientras se frotaba la nariz, "Oye, tienes algo en la nariz". Se refería al tubo nasal de media pulgada que estaba sacando el fluido de la cirugía de mi estómago hacia una bolsa. Otro grupo de hombres vino a visitarme, los Ironmen. Estos eran los amigos de mi hijo de la escuela secundaria con quienes me había estado reuniendo semanalmente para un estudio bíblico durante los últimos cuatro años a partir del 7° grado. No nos reunimos durante ese año, su penúltimo año en la secundaria, mientras yo estaba luchando contra el cáncer, pero lo retomamos en su último año. Tuve la dicha de que estuvieran cuidando a un soldado herido. No debería haberme sorprendido, porque eran grandes tipos y sus padres son personas amables y sensibles. Sin embargo, su visita me tomó de sorpresa y me emocioné mucho después de que se fueron. Querían ayudar de una manera práctica. Inmediatamente pensé en el exterior de nuestra casa que necesitaba pintura. Ellos se ofrecieron a hacerlo, e inicialmente me incliné a aceptar. Luego me lo pensé dos veces cuando me imaginé cómo se veía la casa y el jardín después de una batalla de pintura. Así que recaudaron dinero para que pudiera contratar a un pintor.

A menudo, grandes bendiciones vinieron de fuentes inesperadas. Una mujer, a quien apenas conocía de la escuela primaria de nuestros hijos, me envió una tarjeta de aliento cada semana. Era una madre ocupada y la esposa de un médico, así que tenía mil opciones a quién mandar tarjetas. Por eso su consideración me pareció una cosa de Dios. Él había puesto en su corazón que le importara de una manera tan fiel. Una amabilidad más inesperada vino de un viejo amigo y compañero de baloncesto de la escuela secundaria con quien tuve un contacto mínimo desde la secundaria. Me escribió 30 correos electrónicos diferentes para animarme. Escribía sobre nuestras hazañas en el instituto, "¿Recuerdas cuando…?" También envió citas alentadoras del clásico devocional diario de Oswald Chamber, "Mi Máximo Para Su Altísimo". La mejor parte de nuestra reconexión fue nuestro enfoque en asuntos espirituales con el Señor. En la secundaria, no pasábamos mucho tiempo hablando de Jesús. Una vez traté de convencerlo de que la explicación más razonable para los poderes superiores de Jesús era que venía de una civilización avanzada en el espacio exterior.

Hubo muchas otras bendiciones sorpresa, pero una de las más notables fue a principios de junio de 2003, durante uno de mis momentos más difíciles. Estaba calvo y demacrado y sentado en una silla de ruedas en la sala de espera de un hospital lleno de gente. Un niño de 6 años de edad se sintió cada vez más interesado por mi apariencia. Se subió sobre una silla frente a mí y me miró fijamente durante varios segundos. Bajó un par de veces para intercambiar susurros con un adulto que estaba sentado al otro lado de la habitación. Luego regresaba y retomaba la mirada. Al principio fue incómodo, pero al final también me fascinó. Intenté adivinar en qué estaba pensando. Entonces sentí que su emoción se transformaba de lo que parecía ser lástima a admiración. Finalmente, dijo: "Señor, lamento que esté tan enfermo. Espero que se mejore." Era algo pequeño para decir, pero "de la boca de un bebé", era un gran consuelo. Era como si el Señor me dijera que resistiera, Él sabía que era difícil.

Al tercer día en el hospital después de la cirugía de estómago, no podía calentarme, así que se aumentó la temperatura ambiente. Comencé a sudar profusamente, así que hice que volvieran a bajar el termostato. Tomaron mis signos vitales y dijeron que tenía una infección. Una muestra de sangre reveló que era una infección estafilocócica, pero afortunadamente era del tipo de baja severidad. Dijeron que probablemente llevé la infección por estafilococo al hospital ya que se encontró un cultivo con alta concentración en la incisión debajo de mi brazo. Me dieron algunos antibióticos, pero antes de que hicieran efecto, la fiebre alta y la morfina se combinaron para producir una serie de pesadillas extrañas y surrealistas. Soñaba con demonios rápidos como el rayo y en muchos colores que me perseguían por las calles de alguna ciudad. Las figuras se transformaban y desmaterializaban, destellando hacia nuevos lugares para golpearme mientras corría. Yo era como Kung Fu luchando y también daba buenos golpes. Sabía que el sueño simbolizaba lo que estaba sintiendo, pero cuando desperté, todo lo que pude decir fue: "Vaya". Como en un mal efecto de droga. Decidí reducir el consumo de morfina. Como beneficio, estoy seguro de que mejoré mi reputación con una enfermera y algunas ancianitas en el sexto piso. A la mañana siguiente, al amanecer, pusieron en cuarentena a mí y a mi habitación. Una señora de limpieza fregó cada centímetro de mi habitación con un desinfectante. Pronto la fiebre bajó y me sentí mucho mejor. Estaba muy contento porque quería concentrarme en salir del hospital, y subirme a un avión hacia Pittsburgh para ver a mi padre.

Capítulo 9

Maldecir la distancia

Después abrió Job su boca y maldijo el día de su nacimiento. Y Job dijo,
"Perezca el día en que yo nací, y la noche que dijo: "Un varón ha sido concebido". Sea ese
día tinieblas, no lo tome en cuenta Dios desde lo alto, Ni resplandezca sobre él la luz.
Job 3:1-4

A principios de febrero de 2003, en mi quinto día en el hospital en Dallas, mi madre me llamó desde el hospital de Pittsburgh donde mi padre estaba recibiendo tratamiento. Los siete hermanos y hermanas y sus esposos estaban reunidos allí con mi padre. Ella comenzó a describir el escenario que yo no quería oír. Mi padre estaba en estado crítico. Su melanoma se había propagado tan rápidamente que sus sistemas estaban comenzando fallar. Tenía mucho dolor, pero con su edad y su presión arterial, darle suficiente morfina para disminuir su dolor podría matarlo. Ella hizo hincapié en que los médicos querían mantenerlo cómodo, y yo, por supuesto, estuve de acuerdo. Sin embargo, me sorprendió que mi papá pudiera hablar mucho por teléfono. No sólo hablaba con claridad, sino que era increíblemente optimista. Probablemente era la morfina la que hablaba. Me dijo que tenía una cita ese lunes para comenzar una nueva y prometedora droga de prueba para melanoma con el Dr. John Kirkwood, un renombrado investigador de melanoma del Instituto Oncológico de la Universidad de Pittsburgh. Estaba seguro de que iba a recuperarse. Cuando colgué, me sentí confundido con las imágenes dispares que mis padres habían pintado. Aún así sabía que sin la intervención divina, la muerte de mi padre sería muy pronto. Así que le pedí fervientemente al Señor que me concediera poder hacer el viaje.

A la mañana siguiente, estaba pensando cómo convencer a mi médico de que me diera de alta y me autorizara viajar de inmediato. Escuché un tremendo estruendo afuera. Realmente me asusté, pero pensé que un camión había tirado un contenedor en el estacionamiento. Más tarde una enfermera me dijo que el ruido era de la explosión del transbordador espacial Colombia. Se oyó por todo el noreste de Texas. Prendí la televisión para ver la cobertura y, al igual que muchos estadounidenses, me sentí profundamente afligido por la tragedia. Me preguntaba dónde estaba Terri, ya que siempre llegaba al hospital mucho antes por las mañanas. Supuse que se había retrasado por la cobertura de las noticias del transbordador. Pero cuando entró en la habitación pude ver en su rostro que el dolor era mucho más personal. Mi padre había muerto en la noche.

Todo el mundo sabe que su padre va a morir, ¡pero yo acababa de tener una conversación optimista con él hacía 12 horas! ¿Cómo pudo declinar tan rápido? Este era mi padre, más fuerte que la vida, un hombre de la ciudad de acero (Pittsburgh). Un día pateó un balón de fútbol por encima de los postes telefónicos. Más de una vez rompió ladrillos para nosotros en el patio trasero. Se fue al hospital conduciendo después de que un taladro eléctrico le arrancara el dedo. Seguramente podría haber luchado unos días más hasta que yo llegara. Seguramente Dios pudo haberlo ayudado.

Cuando el cirujano llegó a verme, fue extremadamente compasivo después de enterarse de lo de mi padre. Aceptó darme de alta antes, pero me aconsejó que no viajara. El funeral sería en sólo cuatro días, y en el fondo sabía que no estaba listo para volar. Apenas empezaba a levantarme de la cama por mi cuenta. El médico me dijo que si insistía en ir, me daría un número de teléfono de emergencia para que me pusiera en contacto con él. Después de hablar con la familia, decidí no ir. Sigo pensando que fue la decisión correcta. Necesitaba toda mi fuerza para mi propia batalla.

Sin embargo, si el Señor hubiera retrasado la muerte de mi padre sólo dos o tres días más, podría haber ido al funeral. Entonces, ¿por qué no lo hizo? Recurrí al libro de Job, quien experimentó la tormenta perfecta de pruebas. Soportó la pérdida de todas sus posesiones y la muerte de sus diez hijos amados. Encima de eso tuvo una horrible enfermedad de la piel. Entonces sus mejores amigos lo culparon de todos sus problemas, de una manera cariñosa y preocupada. Ellos trataron de hacer que admitiera algún pecado profundo y oscuro que seguramente era la causa de su sufrimiento. La historia de Job me recuerda a una canción de un viejo álbum de Arlo Guthrie llamado Alice's Restaurant. En una canción, Arlo reflexiona sobre "el último tipo":

Durante estos días y semanas difíciles, todo el mundo siempre lo pasa mal de vez en cuando. Sabes, lo pasas mal, y siempre tienes un amigo que te dice. 'Hey hombre, no la pasas tan mal. Mira a ese tipo'. Y si miras a ese tipo, le va peor que a ti. Y te hace sentir mejor que haya alguien a quien le va peor que ti. Pero piensa en el último tipo. Por un minuto, piensa en el último tipo. Nadie lo pasa peor que ese tipo. Nadie en el mundo entero. Ese tipo… está tan solo en el mundo que ni siquiera tiene un callejón donde tenderse para que un camión lo atropelle."

Creo que la historia de Job está incluida en la Biblia para que él sea para siempre "el último tipo". No importa por lo que estemos pasando, el dolor de nuestras circunstancias no puede compararse con la tortura que hubo en el alma de ese hombre justo. Es cierto que es un extraño consuelo pensar en la desgracia de otro, pero la historia de Job anula uno de nuestros mayores obstáculos: la autocompasión. Hay alguien por ahí que ha pasado por muchos más problemas que yo, y lo ha manejado con gracia y dignidad. Así que si las cosas te salen mal, trata de consolarte con la buena actitud de Job hacia sus pruebas. A mí me funcionó. A pesar de su inimaginable dolor, Job nunca habló mal de Dios. Su esposa incluso lo animó a maldecir a Dios como una manera segura de terminar con su pesadilla. Ella dijo: "¿Por qué te aferras a tu integridad? ¿Por qué no maldices a Dios y mueres?" Pero Job no lo hizo. Sin embargo, maldijo algo. Antes de mi terrible experiencia, nunca me había centrado realmente en este aspecto de su respuesta. Job maldijo el día de su nacimiento, lamentando haber nacido. Al leer y releer su clamor, sentí un impulso abrumador de maldecir algo. Honestamente, no estaba enojado con Dios o con los doctores o conmigo mismo; estaba enojado con las circunstancias de mi incapacidad para viajar. Así que durante unos días, encontré consuelo al maldecir la distancia entre mi familia en Pittsburgh y yo. De alguna manera, ayudó. No me pidas que te lo explique.

Escuché informes sobre el funeral de mi papá de miembros de la familia y vi un video del servicio en la iglesia. Por supuesto que no era lo mismo. Aún así, nunca pude despedirme en persona. Como mencioné anteriormente, mi lado evangelista estaba a toda marcha pensando en mi padre. Me había preocupado por su alma, como lo estaría por cualquiera, pero especialmente por alguien a quien amaba. En una semana escuché muy buenas noticias en ese sentido. Mi tía me dijo que habló con mi papá antes de su muerte para preguntarle si había invitado a Jesucristo a su corazón como su Salvador. Mi papá respondió que sí, lo había hecho. Así que me sentí tremendamente aliviado de que hubiera recibido el don gratuito de la salvación antes de morir. Fue un gran alivio saber que Dios no me había "necesitado" después de todo. Pronto me reuniré con mi padre en el cielo. Cuando lo vea, dudo que intercambiemos historias de guerra contra el melanoma. Esos días serán olvidados. Estaremos por siempre rodeados y maravillados con la presencia perfecta de Dios.

Aunque ya han pasado más de seis años desde que murió, cada vez que pienso mucho en que me perdí su funeral y no pude decir adiós, todavía me invade la emoción. No sé exactamente por qué. Sé que tiene que ver con la finalización. No me cabe duda de que muchos otros sienten lo mismo por sus seres queridos. Nunca tuve a alguien tan cercano a mí que falleciera en un momento tan frustrante. Tal vez es natural sentirme así.

Capítulo 10

Im-paciente

*"Entonces respondió Elifaz temanita, y dijo: Si alguien osara hablarte,
¿te pondrías impaciente? Pero ¿quién puede abstenerse de hablar? He aquí, tú has
exhortado a muchos, y las manos débiles has fortalecido. Al que tropezaba
tus palabras han levantado, y las rodillas débiles has robustecido. Pero ahora que te ha
llegado a ti, te impacientas; te toca a ti, y te desalientas. ¿No es tu temor a
Dios tu confianza, y la integridad de tus caminos tu esperanza?"*
Job 4:1-6

Once días después de la cirugía de estómago, el día de San Valentín, fui nuevamente a visitar a mi oncólogo. Pensé que iba a empezar los tratamientos con interferón. En cambio, me dijo que el interferón por lo general se administra a los pacientes de segunda etapa a los que se les extirpan las lesiones profundas y a los pacientes de tercera etapa a los que se les extirpan los ganglios linfáticos. Es un fármaco "adyuvante", diseñado para prevenir la recaída y administrado después de la extirpación quirúrgica del melanoma. Pero debido a la agresividad de mi cáncer en etapa IV, el médico sintió que necesitaba algo sistémicamente más fuerte que el interferón porque no podían seguir sometiéndome a cirugía. Dijo que el melanoma metastásico es muy resistente a las quimioterapias convencionales y a la radiación. Por lo que sugirió un potente medicamento llamado interleucina-2 (IL-2) en dosis altas, que sobrecarga el sistema inmunitario para combatir el cáncer. La tasa de supervivencia a los cinco años después de recibir dicho medicamento es del 6%, lo cual no es muy bueno, pero dijo que era "el estándar de atención" para mi situación. Dijo que los efectos secundarios de la droga son bastante duros de sobrellevar, pero que yo era joven y fuerte. Durante las primeras pruebas clínicas de la IL-2 en dosis alta, varias personas murieron a causa de una insuficiencia renal, por lo que la FDA exige un control minucioso en el hospital durante el tratamiento. Más de cinco años después, mi oncólogo me dijo que la dosis alta de interleucina-2 ya no es la principal opción de tratamiento para el melanoma metastásico en etapa IV. La dosis baja de IL-2 a menudo tiene una tasa de respuesta más alta cuando es parte de un cóctel bioquímico con otros medicamentos quimioterapéuticos. La dosis alta no ha funcionado lo suficientemente bien y hay otros tratamientos con mejores resultados y menos efectos secundarios.

Mi oncólogo dijo que había un lugar de administración de IL-2 en Dallas en otro hospital. Sin embargo, si fuera posible, me enviaría fuera de la ciudad para ser tratado por "los mejores doctores en melanoma del país". Eran quienes habían obtenido la aprobación del interferón por la Administración Federal de Medicamentos (FDA) de los Estados Unidos. Le pregunté sus nombres. Nombró a dos médicos de Pittsburgh, Pensilvania, de la Universidad de Pittsburgh. No pude evitar reírme de la ironía. Apenas una semana después del funeral de mi padre, al que no había podido asistir, mi médico quería trasladarme allí para que me trataran los mismos médicos en los que mi padre había puesto sus esperanzas. Me di cuenta entonces de que si mi padre hubiera sobrevivido otra semana, podríamos haber terminado en la misma sala del mismo hospital.

Me hallé aferrándome al versículo de 1 Corintios 10:13, "fiel es Dios, que no permitirá que vosotros seáis tentados más allá de lo que podéis soportar". Esperaba que el Señor tuviera su mano sobre una válvula para aliviar la presión dentro de mí, ya que había momentos en los que pensé que estaba a punto de estallar. Estaba deseando tener la oportunidad de ir a casa y estar con mi familia, pero la dificultades del tiempo me lo hacían difícil. Realmente necesitaba y quería estar con la familia en Pittsburgh. Su amor y su apoyo habían estado presentes toda mi vida, pero a menudo lo daba por sentado. Lamentablemente, no les ofrecí mucho a cambio, pero afortunadamente tenían poca memoria y se mantenían a mi lado. Aunque se mostraban valientes, yo sabía que ellos también lloraban profundamente la pérdida de mi padre. Estoy seguro de que mis hermanos estaban muy preocupados por la idea de que pronto enterrarían a un hermano, y una de las tragedias más grandes de la vida es que una madre sobreviva a su hijo.

Cuando mi avión aterrizó en Pittsburgh, al dirigirse hacia la puerta, patinó sobre un poco de hielo y quedó atrapado en una enorme pila de nieve. Tardaron un par de horas en desenterrarnos. Hogar, dulce hogar. Quedé totalmente frustrado con mi primera reunión con el doctor de Pittsburgh. Como no tenía tumores medibles, me dijo que debía ser tratado con interferón. Pensaba que mi doctor de Dallas y él se habían puesto de acuerdo sobre tratarme con IL-2. Podría haber recibido interferón en Dallas. Dijo que antes de la administración de cualquier tratamiento, necesitaría ser reevaluado mediante otra tomografía por emisión de positrones o TEP. Se hubieran podido preparar los escáneres de Pittsburgh inmediatamente con una orden desde Dallas; no haberlo hecho retrasó mi tratamiento otras tres semanas. De todos modos, los resultados de la tomografía nos pusieron de nuevo en el camino de la IL-2, pero se había perdido más tiempo valioso debido a errores humanos evitables. El cáncer se había expandido a mi pelvis derecha y a la cabeza y cola de mi páncreas. El páncreas es uno de los órganos más sensibles al cáncer de todos los órganos principales. Fue una noticia muy desalentadora.

La teoría detrás de la IL-2 me parecía sólida. Me gustó que el tratamiento funcionara junto con las inmunidades del cuerpo. Las interleucinas son proteínas naturales que desencadenan un contraataque del sistema inmunitario hacia los invasores extraños, llamados antígenos. Las células cancerosas no son identificadas como invasoras por el radar del sistema inmunitario, lo que les permite multiplicarse libremente. Por lo que el concepto es inundar el sistema con grandes cantidades de proteínas IL-2 para desencadenar una reacción inmune masiva y, con suerte, eliminar el cáncer. Dijeron que la IL-2 era efectiva para una "respuesta completa" alrededor del 6% de las veces. Una respuesta completa significa que el melanoma metastásico desaparece por completo durante cinco años. Para los pacientes en etapa IV avanzado con sitios múltiples y "voluminosos", las probabilidades eran mucho menores, pero la IL-2 es mejor que no hacer nada. Tenía la esperanza de que Dios no trabajara dentro de esas estadísticas.

El plan consistía en cuatro ciclos de tratamiento. Un ciclo de cinco días de dosis cada ocho horas, las 24 horas del día. Las dosis máximas permitidas por ciclo son catorce. Había un descanso de una semana entre los ciclos uno y dos y también entre el tres y el cuatro. Tendría un descanso de dos semanas entre los ciclos dos y tres. El efecto secundario más grave de la IL-2 es la acumulación de líquido debido a la filtración de líquidos desde los capilares sanguíneos hacia los tejidos circundantes. Esto puede causar muchos efectos secundarios derivados, de los cuales el más común es la insuficiencia renal, que es cuando los riñones dejan de funcionar. Si un paciente no orina lo suficiente, debe omitir una dosis. Así que para sostener el tratamiento y controlar dicho efecto secundario, en algunos centros de salud se introducen grandes cantidades de líquidos en el cuerpo por vía intravenosa. El efecto secundario más notable de la IL-2 son los síntomas similares a los de la gripe. Quizás lo recuerdes de alguna clase de ciencias de la escuela secundaria: la fiebre y los escalofríos en realidad no son causados por el virus, sino por los intentos del cuerpo de deshacerse del virus. Aumentar el calor y bajar la temperatura son las estrategias de Dios para matar al virus. Por esta razón, cuando se introducen altas dosis de IL-2 por vía intravenosa durante el tratamiento, el cuerpo responde con fiebre y escalofríos intensos.

Mi primer ciclo comenzó a principios de marzo de 2003. Al principio, no era muy difícil, pero después de seis dosis, secretamente esperaba no sólo saltarme una dosis, sino también desaparecer de la ciudad. Me decían que cuantas más, mejor, así que seguí adelante. Fue como la peor gripe que he tenido, multiplicada por tres. Comenzaba a recuperarme de los efectos de una dosis cuando la enfermera aparecía y colgaba otra bolsa. Mi piel se puso roja y se llenó de manchas. Mi lengua se volvió blanca, debido a una "candidiasis oral", y muchas de las uñas de mis pies comenzaron a volverse blancas. Dijeron que fue a causa de hongos. Las uñas de los pies se me cayeron. La fiebre y los dolores eran a veces tan intensos que empecé a alucinar. Estaba aturdido y una sensación muy deprimente me invadió. Comencé a murmurar frases sin sentido de una manera muy repetitiva. Intenté detenerme, pero pronto me encontré repitiendo estas frases de nuevo. Realmente me molestaba la situación, ya que sentía que perdía el control sobre mi mente. Traté de leer mi Biblia, pero a veces solo me quedaba allí clamando a Dios, y a menudo solo me quedaba allí llorando. Estaba frustrado conmigo mismo debido a mi incapacidad de sentir a Dios o de recibir su consuelo. Aún en ese estado pude ver y darme cuenta de que el Señor me estaba enseñando algo. Siempre había pensado y enseñado que era nuestra responsabilidad depender de Dios, independientemente de nuestras circunstancias. Si no aguantamos, entonces es culpa nuestra, y ni modo, porque así es como Dios trabaja. Esta experiencia transformó mi teología para siempre. Me habló, no audiblemente, sino en mi espíritu, de que aunque me estaba derrumbando, lo importante era que Él estaba allí para sostenerme. ¡Él era mi fortaleza! Experimenté cuán real es el Salmo 9:9, "Será también el Señor baluarte para el oprimido, baluarte en tiempos de angustia". He visto el mismo tipo de desesperación y frustración en los ojos de otras personas gravemente enfermas. Parece que no pueden acercarse o aferrarse al Señor. Dios parece estar a un millón de kilómetros. ¿Qué deberían hacer? Antes de atravesar la experiencia del cáncer, podría haber dicho: "Tienes que leer más la Biblia". Ahora les digo: "Si estás perdiendo el control, no te preocupes. Recuerda, Él te sostiene, y no te dejará ir."

Estaba agradecido de que en Pittsburgh mis hermanos se turnaran para pasar la noche conmigo en el hospital. Ellos se encargaron de todos los detalles y me ayudaron a centrarme. Me encontré extrañando el aporte espiritual y los servicios religiosos de mi congregación en Dallas. Pero cuando regresé a Dallas, empecé a extrañar mucho a mi familia de Pittsburgh. Concluí que los necesitaba a todos. Nunca me había visto tan necesitando de los demás. Así que una vez más maldije la distancia entre los dos grupos de personas que más amaba y necesitaba.

Aproximadamente a la mitad de la primera semana del tratamiento con IL-2, recibí la visita de una pariente muy querida. Comenzó su carrera como enfermera, pero se convirtió en la máxima administradora regional del sistema hospitalario de un área de Pittsburgh. Después de su visita, el personal del hospital se volvió extremadamente atento conmigo. Una enfermera me dio un masaje de veinte minutos para calentarme. Me preocupaba que otros pacientes pudieran ser descuidados. Más tarde me enteré de que mi pariente había marcado mi historia clínica como "VIP" (persona muy importante). Un día una enfermera acorraló a una de mis hermanas en el pasillo para preguntarle: "¿quién es él?" Mi hermana respondió: "No puedo decírtelo". La intriga adicional hizo que el personal fuera aún más curioso y atento. Sin embargo, francamente, ser VIP en el piso de quimioterapia es como que un amistoso cachorro caiga en tus brazos mientras estás siendo succionado por el vórtice de un tornado. Fue agradable, pero no resolvió mi problema. Sabía que el Señor estaba tratando de animarme, así que recibí el cuidado extra con agrado. Ya sabes, tener amigos en posiciones de influencia.

Luego de la undécima dosis de IL-2, mis riñones comenzaron a agarrotarse. Cuando me salté dos dosis consecutivas, declararon el fin de mi primer ciclo y me enviaron a casa. Me alegré de haber manejado once de las catorce dosis. Los médicos, la familia, los amigos y la iglesia estaban muy contentos. En privado, me preocupaba que las expectativas fueran demasiado altas. Sabía que mi cuerpo se había vuelto más resistente con cada dosis.

Capítulo 11

Un tiempo para rendirse

"Hay un tiempo señalado para todo, y hay un tiempo para cada suceso bajo el cielo."
Un tiempo para rendirse.
Eclesiastés 3:1, 6

Durante el receso de una semana entre los ciclos de IL-2, volví a ponerme en contacto con algunos de mis amigos de la escuela secundaria de Pittsburgh. Amigos de toda la vida. Estuvieron a mi lado, a pesar de que yo no me había mantenido muy cercano a lo largo de los años. Una noche, me di cuenta de que me dejaron ganar su dinero en una partida de póquer. Otra noche salimos a cenar. Tenía problemas para comer, así que pedí un batido. El camarero dijo que lo sentía, pero que no vendían batidos. Uno de mis amigos le dijo: "Ahora sí los venden. Tienen leche y helado. Ahora ve a hacerle un batido". Después de beber la mayor parte del batido empecé a sentirme bastante mal y salimos del restaurante abruptamente. Vomité en el estacionamiento entre algunos autos, lo que probablemente no ayudó a que se agregaran batidos al menú. Mi páncreas estaba dejando de funcionar. Empezó a doler todo el tiempo, no sólo cuando comía. El páncreas no es uno de esos órganos opcionales. Cuando los conductos pancreáticos se cierran, las enzimas digestivas diseñadas para descomponer las grasas y los carbohidratos comienzan a digerir el propio páncreas.

En el primer día de mi segundo ciclo de IL-2, mientras recibía mi primer dosis, se inició la invasión de Irak de 2003. Era fuerte la ironía. El tema musical de la cobertura de CNN resonaba en todo el hospital. Lo llamé "la melodía de la guerra". Fue intenso para todos los estadounidenses ver las constantes explosiones mientras se preocupaban por nuestras tropas y por los civiles. Probablemente no debería haber estado viendo la cobertura las 24 horas del día, los siete días de la semana, pero como muchos estadounidenses, no podía parar de hacerlo. Comprendí por qué las enfermeras también estaban distraídas. No dejaban de preguntarme por las novedades. Cuando alguien me llamaba para interesarse por mi estado de salud, siempre salía el tema de la guerra. Admito que era un acontecimiento importante, pero yo estaba resentido por el momento en que estaba ocurriendo. Realmente aumentó mi sensación de aislamiento. Empecé a gritar internamente: "¡Hola! Estoy siendo torturado hasta la muerte en esta cama de hospital. ¿A alguien le importa?" Me imaginé dejando este mundo con una mención obligada de dos días en la página del obituario, que en aquellos días nadie leía. Todos estaban viendo la guerra en la televisión. Y la melodía de la guerra seguía a todo volumen.

Dudo un poco en compartir lo que sentí sobre mi segundo ciclo de IL-2. Creo que demasiadas personas evitan los tratamientos intensos como la IL-2 y la quimioterapia debido a las historias de horror. Pero la gente necesita saberlo; a veces son historias que tienen un final muy feliz. Aquí va… Mi segundo ciclo de IL-2 fue una pesadilla de cuatro días, pero fue una pesadilla estando consciente. Con las pesadillas, te despiertas y te das cuenta de que no está sucediendo realmente. Cada síntoma negativo del primer ciclo fue magnificado. Los temblores y la fiebre eran más intensos. Las alucinaciones eran más largas y frecuentes, y las frases repetitivas sin sentido constantemente retumbaban en mi mente. Una noche, mis escalofríos fueron tan intensos que mi cama comenzó a temblar en el suelo. Tuvieron que bloquear las ruedas. Varias veces durante el ciclo, los médicos me hicieron omitir una dosis para que mis riñones tuvieran tiempo de recuperarse. El punto de crisis para mí fue en el cuarto día cuando mi corazón comenzó a latir a un ritmo que me resultaba insoportable. Mi pulso era de más de 160, como si acabara de correr una carrera de 100 yardas, pero durante 45 minutos. Francamente, realmente me asusté, en especial porque un efecto secundario de la dosis alta de IL-2 es la insuficiencia cardíaca. Ya estaba harto. Interrumpí el tratamiento. "¡Sí, estoy seguro!" Puede que faltaran una o dos dosis más, pero estaba seguro de que me moriría si entraba otra gota en mi cuerpo. Las enfermeras, los médicos y los estudiantes de medicina empezaron a entrar en mi habitación con caras largas. "He oído que quieres parar. Es una lástima". Me apetecía decir: "No, en realidad sólo quiero cambiar de lugar contigo". Me dieron de alta y dijeron que me verían en un par de semanas para el siguiente ciclo. Les dije que no estaba seguro de regresar. No creía que la IL-2 estuviera funcionando, porque el dolor en mi páncreas seguía aumentando. Echaba de menos a mi mujer, a mis hijos y a la iglesia y quería volver a casa, a Dallas. Pensé que si decidía seguir con la IL-2, podría contactarme con el oncólogo de IL-2 en Dallas.

Al día siguiente de haber abandonado el tratamiento, durante un servicio dominical en Pittsburgh, tuve un ataque repentino de pancreatitis, como si me clavaran una aguja de tejer en el costado. Dejé el servicio y regresé a la casa de mi mamá, donde me había estado alojando. Me compadecí de ella. Acababa de sufrir la enfermedad y la muerte de su marido, y ahora su hijo se retorcía en el sofá, devastado por la misma enfermedad. Llamamos a mis médicos y me dijeron que volviera a la sala de emergencias del mismo hospital. Me tragué seis o siete analgésicos que ni siquiera aliviaron el dolor. Aún no entiendo por qué hicieron esperar a un paciente con cáncer durante cinco horas en esa sala de emergencias llena de gente. Rechazaron mi petición de "algo para el dolor" porque no había sido ingresado y ningún médico me había visto. Obviamente, la lista VIP no había sido publicada en Urgencias. Al menos los playoffs de baloncesto de la NCAA estaban en marcha. Cuando finalmente encontraron una habitación para mí, resultó ser la misma habitación donde recibía mis tratamientos de IL-2. Me pareció una broma cruel. Estaba completamente desanimado por estar nuevamente entre esas cuatro paredes, que instantáneamente se cerraron otra vez sobre mí. Los médicos me dieron algunos analgésicos, que me ayudaron a calmarme. Pero dejé de comer. Los medicamentos no eran lo suficientemente fuertes como para detener el dolor de mi páncreas al tratar de descomponer los alimentos. Mi esposa escuchó a mi médico y a los estudiantes de medicina conversando en el pasillo. Hablaban del abuso del alcohol como una posible causa de mi pancreatitis. Para entonces, sabían que yo era un predicador. Cuando uno intentó descartar el abuso de alcohol basándose en mi ocupación, otro dijo: "Eso no significa nada. Deberías ver a mi sacerdote, bebe como un cosaco." Entonces entraron a mi cuarto y comenzaron a preguntarme sobre mi consumo de alcohol. Les dije la verdad; sólo tomaba un trago o dos por año desde mi primer año de universidad. Sin convencerse, un estudiante de medicina me prometió confidencialidad por consideración hacia mi profesión. Finalmente le dije: "Vamos, mira mis escáneres, tengo tumores en ambos extremos de mi páncreas que crecen hacia la mitad. Tengo una masa enorme en la cola de mi páncreas que es de seis pulgadas por tres pulgadas. ¿No crees que eso podría causar un poco de dolor?" Veo programas de médicos en la tele. Sé que la gente puede caer a través de las grietas proverbiales debido a malas suposiciones, pero este no fue uno de los momentos más finos de la medicina.

El médico me dijo que no podía ser dado de alta hasta que pudiera comer una dieta líquida sin dolor. De manera que durante tres días intenté comer gelatina y sopa, pero el dolor sólo empeoró. Hasta ese momento, había sido un paciente relativamente cooperativo, pero cada vez era más exigente. Pensé que probablemente querían deshacerse de mí tanto como yo me quería ir. Las cosas llegaron a un punto crítico cuando un día hice otra brusca petición de que me dieran de alta. El doctor parecía listo para enfrentarme esta vez. Me espetó: "Mira, viniste desde Dallas para recibir tratamiento aquí porque pensabas que sabíamos lo que hacíamos. Así que cálmate, porque me niego a darte de alta hasta que puedas comer".

Estaba avergonzado de haber provocado que el doctor me gritara. Sentí que había defraudado a Dios, pero sobre todo estaba decepcionado de mí mismo. Yo había enseñado el pasaje de Santiago 1:2 tantas veces a través de los años: "Tened por sumo gozo, hermanos míos, el que os halléis en diversas pruebas." El Señor puede darnos fuerza para manejar cualquier situación. Debemos dejar que nuestra luz brille durante los tiempos difíciles y dar testimonio. Por supuesto, todo eso es fácil de enseñar. Irónicamente, el discurso del doctor me sacó de la autocompasión. Comencé a buscar una liberación diferente en esa postura que hasta ahora me había eludido: la verdadera rendición. Medité sobre un pasaje extrañamente liberador en Habacuc 3:17-19:

Aunque la higuera no eche brotes, ni haya fruto en las viñas; aunque falte el producto del olivo, y los campos no produzcan alimento; aunque falten las ovejas del aprisco, y no haya vacas en los establos, con todo yo me alegraré en el Señor, me regocijaré en el Dios de mi salvación. El Señor Dios es mi fortaleza; El ha hecho mis pies como los de las ciervas, y por las alturas me hace caminar.

La afluencia de bendiciones terrenales en mi vida se había detenido, pero todavía tenía a mi Dios. Él siempre es bueno y su amor siempre será suficiente. Tras ocho horas, otro médico se hizo cargo del piso. Yo todavía no estaba comiendo, pero me dio de alta con la promesa de que seguiría el tratamiento con interleucinas con el médico de Dallas. Esta lucha continua con el Señor se reflejó en mi artículo en el boletín de la iglesia en abril de 2003. Lo titulé simplemente: "Rendición". Aún no había indicios de una dulce rendición, pero estaba progresando. Este es el artículo:

Cuando lees la palabra "rendición", ¿qué te viene a la mente? ¿Perder? ¿Darte por vencido? ¿Agitar la bandera blanca? "Ceder al poder, control o posesión de otro por compulsión o demanda". Dios desea la rendición en sus hijos, pero el tipo de entrega que Él busca incluye una gozosa disposición a someterse a la lucha o a las dificultades, sin la compulsión.

Un ejemplo de rendición

Echemos un vistazo a los apóstoles Pablo y Silas que acaban de ser severamente golpeados debido a su testimonio de Cristo (Hechos 16). Están encarcelados en la cárcel municipal de Filipos. En vez de quejarse y planear cómo salir, "oraban y cantaban himnos a Dios". Un gran terremoto es enviado por Dios quien está complacido y es demolida la prisión. Son milagrosamente liberados, pero eligen no esfumarse en la noche. Convencen al carcelero de que no se suicide y se quedan voluntariamente bajo su vigilancia hasta la mañana siguiente. Este acto de bondad en realidad le salva la vida al carcelero, que habría sido condenado a muerte por permitir que los prisioneros escaparan. Predican la Palabra al carcelero, y él y toda su casa son salvos. Como ven, la gloria de Dios era lo más importante, y su confort una prioridad baja.

Rendirse es dejar voluntariamente de lado la comodidad personal y la agenda personal para un propósito más elevado: la gloria de Dios y la difusión de su verdad. Vivimos en un clima cultural que enfatiza la indulgencia y la autorrealización. Tenemos miles de comodidades modernas, medicamentos y equipos que eliminan la incomodidad de nuestras vidas. "¡Haz tu vida más fácil!" y "¿Por qué sufrir?" son los mensajes que bombardean nuestras almas.

La necesidad de rendirse

Pero Dios está listo para reclutar a verdaderos seguidores cuya comodidad pasa a un segundo plano en pos de glorificarlo. He sido llamado a un sufrimiento físico con cáncer que ha desafiado grandemente mis niveles de comodidad. Tengo opciones todos los días para aceptar el sufrimiento, o para lamentarme y quejarme. Admito que algunos días estoy un poco entumecido, sin sentir nada en particular. Entonces Dios me recuerda que Él tiene un plan que me trae gran consuelo, sabiendo que este sufrimiento no es en vano. Rendirme es más fácil cuando sé que Él mora y está ACTIVO dentro de mí. Uno no tiene que sufrir una condición médica para practicar la rendición. Necesitamos rendirnos para amar a las personas imperfectas en nuestra casa y convivir con ellos; para aceptar a ese odioso compañero de trabajo y cuidar verdaderamente de su alma; para hablar en nombre de Cristo a pesar de nuestros nervios. Irónicamente, es sólo a través de la entrega que logramos una vida victoriosa y superadora, mientras nos cedemos voluntariamente a sus planes.

La entrega genuina es usualmente impuesta sobre nosotros, y a menudo llega a través de un proceso. Mi hermano una vez compartió conmigo una lección sobre la recuperación. Normalmente pasamos por la desesperación antes de encontrar la rendición, pero no hay que confundirlas. Yo estaba sintiendo un poco de ambas.

Capítulo 12
El "regalo" del cáncer

"Y sabemos que para los que aman a Dios, todas las cosas cooperan para bien,
esto es, para los que son llamados conforme a su propósito".
Romanos 8:28

Luego de regresar a Dallas, mi clase de educación continua en la escuela de la rendición llegó de una manera inesperada. Tuve una charla con una querida amiga que estaba luchando contra el linfoma de Hodgkin. Quería intercambiar historias de guerra, pero ella dijo algo que me atormentó. "El Señor está haciendo muchas cosas buenas en mi vida y en la vida de mi familia y amigos. El cáncer es un regalo". Desde mi punto de vista, el resto de la conversación de 45 minutos fue ensombrecido por la referencia al "regalo". Estaba un poco ofendido y sólo podía pensar: "Habla por ti misma". Ella tenía tanto optimismo y fe en que Dios iba a sanarla. Dijo que tenía una enfermedad muy tratable. También dijo que había investigado sobre el cáncer y reconoció que las estadísticas no eran tan prometedoras, pero llegamos a un acuerdo apasionado sobre una certeza: Dios es más grande que cualquier enfermedad. Irónicamente, en sólo unos meses, ella había partido para estar con el Señor. Era una mujer vivaz, reflexiva y enérgica. Ella fue un verdadero regalo para mí y sé que lo fue mucho más para su familia y sus demás amigos. El impacto de su perspectiva perdura. La conversación resultó ser un punto de inflexión para mi actitud y, para mí, el regalo del cáncer se me seguiría ofreciendo… de este lado.

Descubrí un poderoso libro sobre la entrega y la búsqueda de un propósito en las pruebas que se nos presentan, llamado "Streams in the Desert" (Arroyos en el desierto), compilado por Elizabeth Cowman. Devoré sus páginas. Empecé a encontrar el aliento del que hablaba Pablo cuando escribió 2 Corintios 4:16, "Por tanto no desfallecemos, antes bien, aunque nuestro hombre exterior va decayendo, sin embargo nuestro hombre interior se renueva de día en día." Estaba profundamente

consciente de la declinación. Entre la cirugía de estómago y la pancreatitis, mi cuerpo se estaba consumiendo. Podía comer muy poco y empecé
a perder fuerzas y bajar de peso. Ya había bajado 30 libras y eventualmente perdería cerca de 30 más. No quiero ser demasiado dramático,
tenía unos kilos de más. A pesar de la pérdida de energía, anhelaba volver
a involucrarme con mi iglesia. Decidí tratar de predicar el domingo 6 de
abril de 2003. Di un informe sobre las cosas que el Señor me había estado
enseñando: "Lecciones sobre el cáncer". Después del servicio, al subir al
porche de mi casa, sentí un crujido en mi pierna. Nuestra querida amiga
de la familia me sostuvo antes de que cayera. A lo largo de todo el padecimiento, esta amiga había estado apoyándonos a mí y a mi familia de
una manera u otra. Cocinaba, limpiaba, iba y venía, oraba, alentaba, co-
municaba, nos protegía de intromisiones, lo que fuera. Estaba ahí pre-
sente para nosotros. ¡Qué bendición había provisto el Señor! A veces nos
sostiene a través de manos humanas. Descubrimos que el melanoma se
había propagado a los ganglios linfáticos de la pelvis y había crecido
desde la parte delantera hasta la parte trasera de la pelvis, invadiendo el
hueso del isquion, uno de los huesos sobre los que uno se sienta. El
chasquido que oimos fue la fractura del isquion. Conseguí unas muletas
y empecé a usarlas constantemente. Tratando de aligerar las cosas, alguien en la iglesia dijo: "¿No crees que ya estás recibiendo suficiente
atención por aquí que necesitas empezar a cojear con muletas?" Por lo
general, trato de no tomarme todo demasiado en serio y he lanzado más
de un chiste tonto, pero realmente me tomé el comentario de la manera
equivocada. Creo que me sentí culpable por recibir demasiada atención.
En fin, otra oportunidad para rendirme. Decidí perdonar y seguir
adelante.

Con el paso del tiempo, me di cuenta de lo que mi amiga quería decir
con que el cáncer era un regalo. Se me acercó gente que no había visto o
con la que no había hablado en años. Muchas relaciones se reavivaron de
maneras hermosas. Varias personas que habían dejado nuestra iglesia,
infelices por diversas razones, me visitaron para disculparse por la forma
en que me habían tratado. Espero que no se hayan arrepentido de disculparse cuando yo no morí. Eventualmente, el Señor logró un rendimiento
más completo de mí. Este es el artículo del boletín que escribí para nuestra iglesia en junio de 2003, titulado "Punto Central":

Ahí está otra vez con la misma mirada en su rostro. Es el ayudante de
cámara del centro de quimio. El primer día que me ayudó a salir del

coche me dijo: "Vaya, esto está arruinando tu estilo". Supuse que estaba pensando que soy joven, activo y lleno de planes y que este era el último lugar en el que quería estar. Tenía razón. La semana pasada me dijo: "Ahora sube y dile a esos médicos y enfermeras que tienes cosas más importantes que hacer". Sé que mi situación lo conmueve, pero continuamente me plantea una pregunta que no puedo sacarme de la cabeza. ¿Por qué?

Las cosas que amaba y disfrutaba han quedado relegadas. Me he perdido muchos eventos y momentos con mis hijos. No poder jugar baloncesto, pescar, hacer barbacoas, ni asistir a las clases de estudios bíblicos con mi grupo de Ironmen de la escuela secundaria. Nada de predicar o cantar los domingos por la mañana. Todo esto es muy difícil para mí. Supongo que en esas cosas yo encontraba un propósito y un descanso.

Por otro lado, también puedo ver algunas bendiciones maravillosas. La relación con mi esposa es mejor que nunca. Hemos crecido juntos mientras buscamos la esperanza y el aliento de Dios y el uno del otro. He renovado viejas amistades y me he emocionado hasta las lágrimas por el aliento y las oraciones de grandes amigos e incluso de completos desconocidos.

El centro de su voluntad

Pero en última instancia, no valoro esta temporada de mi vida comparando las ganancias y las pérdidas. El fundamento sigue siendo que Dios me tiene en este lugar para su propósito. Cuando le di mi vida hace 22 años, lo dije en serio. "Haz conmigo lo que quieras, Dios. Confío en que no me darás más de lo que puedo soportar con tu fuerza". Así que me deleito sólo con esto: estoy justo en el centro de su voluntad. La claridad vendrá después. Las luces se encenderán y todo tendrá sentido.

Moverse y alejarse del centro

Hay una pasión general en el corazón humano: preferimos las cosas fáciles y cómodas. Sin embargo, nos vemos continuamente limitados, superados y decepcionados por las realidades de la vida. Jesús se le apareció a Saulo, que se convertiría en el apóstol Pablo, y le dijo que "dejara de patear contra el gancho". La expresión proviene de un caballo que patea hacia atrás contra los intentos de su amo de dirigirlo y motivarlo. Dios quería que Pablo se adaptara al plan que Él tenía para su vida.

Es fácil patear contra el gancho. Tal vez tu matrimonio no es lo que quieres que sea. El jefe te menosprecia y te paga mal. Ves fallas en el carácter de tus hijos que te preocupan profundamente. Sientes que la vida se te escapa y ni siquiera has estado cerca de alcanzar tu potencial. Entonces elegimos la depresión, la frustración, la ira y las quejas. Luchamos, peleamos y manipulamos para tratar de allanar nuestro camino. O puede que nos volvamos apáticos y hagamos las cosas sin interés.

Apunta al centro

Así no deben vivir los hijos de Dios. Somos más que vencedores. Somos su orgullo y alegría y Él da todo lo que necesitamos no sólo para sobrevivir, sino para florecer en cualquier situación. El centro de la voluntad de Dios está repleto de problemas. No los niegues ni los ignores, pero tampoco te concentres en ellos. Vuelvan sus ojos a Aquel que vence los problemas y dejen que Él levante sus espíritus y les dé gozo en las tormentas y sabiduría para navegar las luchas. ¿Qué podríamos hacer que fuera más importante?

Hay un viejo refrán cristiano que dice: "Dios a veces calma la tempestad y a veces calma al niño. Mi pregunta era: "¿Tiene el niño alguna vez la oportunidad de elegir?"

Capítulo 13

Al borde de la muerte

"Pues para mí, el vivir es Cristo y el morir es ganancia."
Filipenses 1:21

Habíamos estado investigando frenéticamente sobre estudios y vacunas en Internet y por teléfono. Un investigador de Dallas había hecho algunos avances serios contra el melanoma. Estaba aislando y multiplicando las propias células dendríticas de un paciente, o células que matan al cáncer, para encontrar y eliminar el melanoma. Teníamos que calificar para el estudio, así que nos reunimos con él a principios de abril. Rápidamente se hizo evidente que no se me consideraba un buen candidato. Mi caso estaba demasiado avanzado. Aprendí mucho sobre estos prometedores estudios nuevos que reciben mucha publicidad en los medios de comunicación. No estoy criticando, porque estos investigadores trabajan muy duro y son muy inteligentes, pero el progreso contra el melanoma en etapa tardía es lento. Para estos estudios se suelen descartar los casos avanzados, lo cual sesga mucho los resultados. De hecho, la enfermera que estaba junto al médico del estudio llevó a Terri a un lado y le comentó: "Cuando el melanoma llega a su páncreas, se van muy rápido". El médico me dijo: "Eres víctima de un fuego furioso que necesita ser aplacado de otra manera, como a través de la quimioterapia, y luego deberías volver". No es lo que deseas oír de un bombero cuando llega y tu casa está en llamas.

La primera cita con mi nuevo oncólogo de Dallas era muy esperanzadora. Fui a verlo porque era el único médico de Dallas capaz de tratar el melanoma metastásico con IL-2. También fue altamente recomendado por nuestro mentor del melanoma, un hombre cuya esposa tuvo melanoma durante años. Su melanoma se originó en el ojo. Muchas veces este hombre respondió pacientemente a todas nuestras preguntas y nos dio varios consejos médicos que el Señor finalmente usó para salvar mi vida. Desde el principio, mi nuevo oncólogo estaba muy interesado y preocupado. Quería hospitalizarme inmediatamente, lo que no me cayó muy bien. Me ordenó una resonancia magnética en la cadera y la pierna, pero lo que más le preocupaba era que no estuviera ingiriendo alimentos. Le dije que comer era demasiado doloroso. Me contestó: "No puedes dejar de comer. Tienes que recibir NPT inmediatamente." La NPT es la Nutrición Parenteral Total, un líquido lechoso que se administra por goteo intravenoso para proporcionar nutrición. Lo llamé "batido" y viví exclusivamente de NPT durante casi cuatro meses. Terri fue capacitada para operar la bomba y conectarla a la vía intravenosa. Me tomó alrededor de una hora "beber" mi batido y sentía inmediatamente que mi fuerza aumentaba. Estuve felíz de estar bajo el cuidado de este médico, pero nos preguntábamos por qué nadie había recomendado la NPT hasta ahora. Francamente, creo que no lo hicieron porque pensaron que sólo prolongaría lo inevitable.

Otra tomografía por emisión de positrones mostró que el melanoma se estaba diseminando por mi tronco celíaco, una arteria que se ramifica para suministrar sangre al bazo, el hígado y el estómago. También desarrollé dos nuevos bultos justo debajo de la piel por encima y por debajo de la clavícula. Crecieron hasta alcanzar el tamaño de uvas grandes y de alguna manera sirvieron para hacer un seguimiento de mi melanoma. Terri palpaba los bultos muchas veces al día y oraba constantemente para que desaparecieran. En ese momento todo el mundo estaba presintiendo que pronto caería el telón. Mi hermano vino de Pittsburgh y busco un lugar para quedarse en Dallas. Me dijo más tarde que pensó que alguien de nuestra familia inmediata debía estar conmigo cuando muriera. Sospeché que por eso se quedó sin establecer una fecha de partida, pero fue agradable tenerlo cerca. Vimos juntos varios partidos de la NBA de los Dallas Mavericks. Mi cuñado, mi cuñada y su marido vinieron a quedarse unos días. También fueron de gran ayuda. Valientemente prometieron regresar tan pronto como yo estuviera bien y lo hicieron. En ese momento, sin embargo, sé que no podrían evitar preguntarse si su próximo viaje sería para un funeral. A veces miraba por la ventana para ver a los visitantes mientras caminaban hacia sus autos. Sabía que podría ser mi último vistazo de ellos en la tierra. Un pariente se echó a llorar al bajar del porche. Una vez vinieron a verme unos buenos amigos. Más tarde me dijeron que todos estaban entusiasmados con animarme y poner las manos sobre mí y orar por mi curación. Cuando me vieron, se quedaron atónitos por mi condición y se desviaron del plan, preguntándose si tal vez ya era mi hora de partir.

Solía hojear a los obituarios del periódico. Todos los días leía cada palabra de la página del obituario. Me imaginé lo que mi obituario podría decir. Me preguntaba cuánto tiempo me extrañarían y cuánto tiempo me recordarían. Me preguntaba si podrías ver tu propio funeral desde el cielo. ¿Podría una persona estar decepcionada en el cielo si la asistencia a su funeral fuera baja? Me encontré a mí mismo deseando una segunda oportunidad para tomar decisiones distintas. Desearía haber tratado mejor a mi esposa e hijos. Ella había sido tan incansable y desinteresada mientras me cuidaba, que me hizo sentir más cercano a ella y más culpable. Sobre todo, desearía haber podido llevar a más gente hacia Cristo. Tenía la sensación de que no había terminado con el trabajo de mi vida. Se sentía como si el lienzo me lo quitaran justo cuando estaba aprendiendo a pintar.

Capítulo 14

Días para vivir

Así me han dado en herencia meses inútiles, y noches de aflicción me han asignado.
Cuando me acuesto, digo: "¿Cuándo me levantaré?"
Pero la noche sigue, y estoy dando vueltas continuamente hasta el amanecer.
Job 7:3-4

El Domingo de Resurrección, en mayo de 2003, estaba decidido a dar el sermón. Aunque me sentía muy débil, se había despertado en mi imaginación el pensamiento de una cura milagrosa. ¿Por qué no? Hay millones de milagros diarios ocurriendo a nuestro alrededor. ¿Sería demasiado difícil ser protagonista de uno? Hablé sobre la llegada de la primavera y sobre los nuevos bebés en la congregación. Estos son milagros "naturales" que tendemos a dar por sentado. Por supuesto que hablé del milagro más significativo, la resurrección de Jesucristo, que fue el triunfo de Dios sobre el poder de la muerte en el hombre. Como es algo tan cierto, nada es imposible para Dios, animé a cada miembro de la iglesia a buscar un milagro en su propia vida. Mi hermana estaba de visita en ese momento. Me había estado observando mientras yo tambaleaba por la casa y me preguntó si estaba loco por tratar de predicar. Más tarde me dijo: "¿Cómo lo has hecho?" Ciertamente se me había proporcionado una fuerza sobrenatural y también influyó algo de mi propia adrenalina, pero pagué un alto precio. Durante la oración de cierre del líder de adoración, me incliné hacia Terri y le dije: "¡Vamos, ahora!" Mientras me dirigía a tropezones hacia el auto, casi me desmayo por el dolor en el páncreas. Me preguntaba si el mejor milagro sería que Él me llevara consigo inmediatamente. Me retorcía y lloraba mientras trataba de acomodarme en el auto que estaba estacionado justo frente a la iglesia. Uno de los miembros de la congregación nos había seguido y me estaba observando a través de la ventana del vestíbulo de la iglesia. Tan pronto como me di cuenta de que estaba mirando, fingí que no me dolía, pero ella ya había empezado a llorar. Creo que estaba pensando lo obvio, que ojalá mi milagro se diera prisa en llegar. Mientras nos alejábamos de la iglesia, me preguntaba si ese sería mi último sermón.

Unos días más tarde me hospitalizaron de nuevo. Sentía como si hubiera una gran obstrucción en la sección media de mi cuerpo. Me realizaron una resonancia magnética y una endoscopía, pero no pudieron encontrar nada en mi tracto digestivo que explicara el dolor. Concluyeron que debía ser el cáncer en mi páncreas. Las enfermeras me dijeron que cuando mi dolor se intensificara, me inyectarían un analgésico llamado dilaudid. También llamado hidromorfona, el dilaudid es un opiáceo tan fuerte que su expendio es vigilado de cerca por el gobierno mediante triples formularios de prescripción. Descubrí que esta droga era una maravilla absoluta. ¡Ahhhhhh! Wow. Después de una dosis, cuando las enfermeras me preguntaban cómo estaba, decía: "Bastante bien, en realidad". Pero si insinuaba que había algún dolor, allá iban a buscar más dilaudid. Comencé a preocuparme por cuánto me estaba gustando esta droga. Así que le mencioné mi preocupación a una enfermera y me dijo: "No te preocupes por eso, el doctor dijo que te mantuvieras cómodo". ¡Hey! Espera un minuto, ¿qué acabas de decir? Le dije que el comentario sonaba como algo que le dicen a un paciente con una enfermedad terminal cuando no hay nada más que puedan hacer. Todavía no se habían dado por vencidos conmigo, ¿verdad? No me habían consultado, o al menos no me habían informado de este nuevo enfoque. La enfermera se retrajo amablemente, dándose cuenta de que había metido la pata. A la brevedad mi oncólogo vino a visitarme. Apaciblemente me dio un discurso de "pon tus asuntos en orden". Terminó diciendo: "Sólo te quedan unos días de vida". Sabía que estaba en muy mal estado; sin embargo, el plazo mencionado me tomó desprevenido. Le pregunté: "¿No estás diciendo meses, ni semanas, sino días?" Dijo que basándose en su experiencia, sólo me quedaban unos días de vida y que debía estar preparado. Hizo bien en advertirme, pero algo se rebeló dentro de mí contra ese pronóstico. Como mi médico era un judío temeroso de Dios, le pregunté si tenía alguna esperanza de un cambio divino. Dijo que había estado en esta situación antes, muchas veces, y que aunque no era probable que me recuperara, sí era posible. No era mi intención ser difícil, pero en ese momento no estaba dispuesto a tirar la toalla. Me atreví a sugerir que él podría morir antes que yo. Nuevamente cortésmente reconoció la posibilidad, pero negó la probabilidad. Estuvimos de acuerdo en que podría ser atropellado por un camión mientras caminaba hacia su auto después del trabajo. Así que cambié la pregunta y le pregunté si estaba listo para morir. Tuvimos una conversación muy profunda y constructiva sobre el judaísmo y el cristianismo que duró más de una hora. Yo estaba preocupado por sus otros pacientes, pero dejé que él decidiera el momento de finalizar nuestra charla. Dijo que le parecía muy impresionante la forma en que Jesucristo había impactado en la historia. Interpreté el comentario como un permiso para sacar a relucir todo el mensaje del evangelio. Parecía disfrutar de la charla amistosa sobre temas espirituales. De hecho, más tarde ese mismo día, en sus rondas, regresó para anunciarme que estaba contando a todos en el hospital acerca de la gran conversación que tuvo con un ministro cristiano. Me encantó la oportunidad de compartir mi fe con un hombre que ahora considero un amigo.

Aún así, las advertencias del médico sobre mi esperanza de vida me desconcertaron. Concluí que, por si acaso tuviera razón, debía prepararme para morir. Llamé a un buen amigo que era líder en nuestra iglesia. Empecé a hacer los preparativos para mi funeral. Escogí las canciones y los pasajes de las Escrituras. Pero tenía una petición primordial: "Hagas lo que hagas, haz que me vea bien." Lo sé, es mucho pedir.

Después de oír mi pronóstico, me sentí como en un limbo, flotando entre la vida y la muerte. Durante la noche, mientras intentaba dormir, empecé a preocuparme por lo que morir significa. Creo que tal vez no era tanto el miedo a la muerte lo que me angustiaba, sino más bien el miedo a morir. Sabía que la muerte era inevitable, pero ¿sería la mía no sólo temprana, sino lenta, dolorosa y tortuosa? La posibilidad de experimentar aún más sufrimiento comenzó a menguar mi creencia en la bondad y el poder de Dios. Entonces una duda insidiosa se deslizó en mi interior. Tal vez Dios no era capaz o no estaba dispuesto a prevenir el dolor adicional. El concepto de alguna manera se arraigó en mi mente. Pronto una marea de dudas inundó mis pensamientos. No le conté a nadie sobre esta batalla hasta mucho después, ya que estaba avergonzado por mi falta de fe. ¿Por qué Dios parecía tan distante? ¿Realmente elige las pruebas que nos presenta para que no sean demasiado difíciles de manejar? Sentí que ya había pasado el punto de poder soportar ese nivel de dolor. ¿Cómo puedo estar seguro de que hay un cielo? Nunca había visto a Dios y ciertamente no podía sentirlo ahora. Tal vez Dios ni siquiera existe después de todo.

Mientras yacía muriendo en esa oscura habitación de hospital, las risas estridentes que procedían de la oficina de las enfermeras seguían interrumpiendo el hilo de mi pensamiento. Aunque era el turno de noche, no culpé a las enfermeras. Podría haberles pedido que bajaran la voz y habrían estado más calladas, pero decidí pensar y escuchar. El mensaje era humillante: el mundo continuaría sin mí. Si mi monitor cardíaco quedaba en línea recta, las enfermeras llamarían al forense, me envolverían en una sábana y dirían que fue una lástima ya que no era tan viejo. Luego volverían a reír. Durante varias noches estuve tumbado allí, temiendo una muerte lenta y dolorosa y escuchando los sonidos de la felicidad en el pasillo. Esas fueron las noches oscuras de mi alma.

Capítulo 15

Volver a lo Básico

Salmo de David. Los cielos proclaman la gloria de Dios,
y la expansión anuncia la obra de sus manos. Un día transmite el mensaje al otro día,
y una noche a la otra noche revela sabiduría. No hay mensaje, no hay palabras;
no se oye su voz. Mas por toda la tierra salió su voz, y hasta los confines del mundo
sus palabras. En ellos puso una tienda para el sol.
Salmo 19:1-4

Sabía que debía salir de mi depresión, pero por mucho que lo intenté, no pude. Mi fe se había evaporado cuando más la necesitaba. Como un caballero sin escudo, los arqueros invisibles aprovecharon al máximo la apertura. Clamé a Dios, sin saber si estaba escuchando o si incluso estaba allí. Entonces pude sentir al Señor explicándome que mis emociones habían superado las pruebas de su existencia y su Palabra. Necesitaba dejar de "sentir" el camino al atravesar esta lucha y volver a enfocarme en la perspectiva divina. Me dio el poder para defenderme. Empezando desde lo básico, comencé a ofrecer resistencia a la duda. La existencia de este universo increíblemente complejo exigía un Creador infinito y eterno. Recordé los días de mi juventud cuando mi papá nos llevó a una cabaña de pesca en las montañas de Pensilvania. Por la noche el dosel de estrellas parecía tan cercano, tan brillante, casi al alcance de las manos. Nos acostábamos de espaldas, mirando hacia arriba, escudriñando el cielo en busca de estrellas fugaces. Había algo mágico en esas noches para mí. Concluí que alguien grande y bueno había diseñado el show. Durante mi adolescencia, a menudo miraba a mi propia mano, fascinado por la complejidad de su funcionamiento. Un montículo de pasta gris que llamamos cerebro podía enviar impulsos eléctricos a mi mano y a mis dedos para que se muevan, apunten y cierren mis dedos en un puño. La prueba de tan notable diseño me había dejado asombrado de que alguien pudiera dudar de la existencia de un Dios. Ahora, tres décadas más tarde, mientras yacía en mi lecho de muerte, levanté la mano frente a mi cara para contemplar su funcionamiento. Una vez más la moví, señalé con el dedo y la cerré en un puño. ¿Cómo podría haber resultado tal diseño de la nada y el azar? Esta evidencia era como una estaca de aliento clavada contra un acantilado de dudas. Estaba consiguiendo el impulso.

Mis pensamientos pasaron de la naturaleza a la historia. Me recordaron que un hombre llamado Jesucristo, que decía ser el Hijo divino de Dios, había entrado en el tiempo y en el espacio y había tenido un impacto sin precedentes en la historia de la humanidad. Incluso mi médico judío, que no fue educado para reconocer esta fuente de evidencia, ¡estaba completamente impresionado! Durante dos mil años, las enseñanzas de Jesús han marcado e incluso guiado la filosofía del hombre. Cambió nuestro calendario. Dividimos la historia en dos, A.C. y D.C.; su nacimiento es el punto crucial de la historia humana. Él confirmó su divinidad resucitando de entre los muertos, un evento verificado por evidencia histórica substancial. Hubo un número de testigos oculares de Cristo resucitado; varios describieron sus encuentros en un libro confiable que llamamos el Nuevo Testamento. Por medidas estándar de confiabilidad, tales como números y similitudes de manuscritos, el Nuevo Testamento se destaca entre otros libros antiguos tales como La Ilíada y La Odisea de Homero, de los cuales sin duda obtenemos mucha información sobre la historia. Aunque el Nuevo Testamento ha sido constantemente difamado, ha resistido la prueba del tiempo. Muchos han intentado acallar estos relatos de testigos presenciales de la vida de Jesús, de la misma manera que se las arreglaron para silenciar a los propios autores. Los críticos se han burlado de la capacidad del libro para salir indemne ante un escrutinio ilustrado. Recordé haber leído que en 1778 el filósofo francés Voltaire predijo con infamia: "Cien años después de mi día no habrá una Biblia en la tierra excepto una que sea vista por un buscador de curiosidad anticuaria". Claramente, Voltaire no era ni profeta ni tan inteligente como creía. La Biblia sigue siendo el libro más vendido cada año desde que se conservan registros. Algunos estiman que se han vendido seis mil millones de copias de la Biblia. Mi confianza comenzó a regresar.

Como una carta de amor y un mapa del tesoro que nos brinda nuestro Creador, el Nuevo Testamento no sólo es digno de confianza, sino que es intensamente personal. Dentro de sus páginas hay una audaz declaración de amor incondicional que el Creador tiene para nosotros. El Padre finalmente dio prueba de este amor en tiempo real enviando a su Hijo a morir en mi lugar. He experimentado este amor personalmente muchas veces en forma de bendiciones inexplicables, oraciones respondidas y paz interna. A través de la libertad que encontré en la relación con Jesucristo, me libré de quedar esclavizado por los pecados y los excesos de mi juventud: las drogas, el abuso del alcohol y el tabaco. En la Biblia, este mismo Jesús que había probado personalmente su existencia y presencia muchas veces había prometido vida eterna; que todos los que creen en Él estarán siempre con Él en el Cielo. En Juan 14:1-3, Jesús prometió:

No se turbe vuestro corazón; creed en Dios, creed también en mí. En la casa de mi Padre hay muchas moradas; si no fuera así, os lo hubiera dicho; porque voy a preparar un lugar para vosotros. Y si me voy y preparo un lugar para vosotros, vendré otra vez y os tomaré conmigo; para que donde yo estoy, allí estéis también vosotros.

De manera que renové mi convicción, ya que por fe había aceptado lo que Dios me ofrecía. La profunda seguridad del amor de Dios comenzó a calmar mi alma temblorosa. La cálida y relajante sensación de su Presencia regresó. Su cercanía era todo lo que realmente necesitaba y un nuevo tipo de fe brotó dentro de mí. Una fe que nunca antes había experimentado ni necesitado. Fue una fe que trajo confianza ante una muerte lenta y dolorosa, que me sostuvo hasta que recuperé el equilibrio. Me di cuenta una vez más de que, aunque yo había soltado a Dios, Dios seguía sosteniéndome. Era mi fortaleza.

Capítulo 16

Vivir o no vivir

"Pues para mí, el vivir es Cristo y el morir es ganancia. Pero si el vivir en la carne, esto significa para mí una labor fructífera, entonces, no sé cuál escoger, pues de ambos lados me siento apremiado, teniendo el deseo de partir y estar con Cristo, pues eso es mucho mejor; y sin embargo, continuar en la carne es más necesario por causa de vosotros. Y convencido de esto, sé que permaneceré y continuaré con todos vosotros para vuestro progreso y gozo en la fe."
Filipenses 1:21-25

Mientras el Señor reconstruía mi fe, mi péndulo emocional se movía en una nueva dirección. Durante mi estancia en el hospital, que duró hasta la primera semana de abril de 2003, comencé a maravillarme con un versículo que parecía reclamar mi atención desde la página. "Pues para mí, el vivir es Cristo y el morir es ganancia" (Filipenses 1:21). Ahora estaba totalmente preparado para morir, tal vez demasiado preparado. Comencé a pedir, incluso rogando al Señor que me llevara consigo. Ahora entiendo por completo por qué la gente rechaza el tratamiento al final de sus vidas. Sólo quería alivio. Estaba tan cansado. Como se suele decir, había agotado todos mis días por enfermedad, así que decidí llamar y decir que estaba muerto. Terri quería que siguiera viviendo. Ella creyó que el Señor previamente le había hecho saber que yo no moriría. Sin embargo, cuando vio lo mucho que estaba luchando, decidió no aferrarse a mí. Ella "liberó" al Señor de lo que ella creía que era una promesa clara que le había hecho y decidió hablarlo con Él más adelante. Lo comparó con Abraham liberando a lo que era la promesa de Isaac cuando fue llamado a sacrificarlo.

Cuando la noticia de mi sentimiento se difundió rápidamente entre los amigos y la iglesia, hubo una reacción inesperada. Una buena amiga me llamó y me dijo: "¿Qué es eso de que quieres morir? Olvídalo. Te queremos y te necesitamos aquí. Tus hijos te necesitan aquí y Terri te necesita aquí. Vas a estar bien, así que sal de esto". Siempre ha sido una gran amiga y lo dijo con buen espíritu. En ese momento, sin embargo, me sentí ofendido. Sentí que ella no tenía ni idea de mi situación. Estaba siendo torturado y gritaba por piedad. Dejen que ella suba al cuadrilátero para unos rounds. Empecé a ablandarme cuando el Señor me mostró 2 Corintios 4:17: "Pues esta aflicción leve y pasajera nos produce un eterno peso de gloria que sobrepasa toda comparación". Había estado comparando este período de tiempo lleno de dolor con mi vida antes del cáncer. Por esa razón no era sorprendente que quisiera irme. En vez de eso, necesitaba comparar mis sufrimientos actuales con el impresionante peso de la gloria de Dios que se revelará en la próxima vida. Pablo tenía razón; nuestro sufrimiento tiene una ligereza soportable cuando se coloca frente al telón de fondo de la bendición última. Mi amiga también tenía razón y el Señor usó su exhortación para que mi corazón cambiara de parecer.

Me sumergí en los versículos que siguen a Filipenses 1:21. Allí Pablo considera el impacto en los demás tanto de su partida como de su continuación en la vida:

> Pero si el vivir en la carne, esto significa para mí una labor fructífera, entonces, no sé cuál escoger, pues de ambos lados me siento apremiado, teniendo el deseo de partir y estar con Cristo, pues eso es mucho mejor; y sin embargo, continuar en la carne es más necesario por causa de vosotros. Y convencido de esto, sé que permaneceré y continuaré con todos vosotros para vuestro progreso y gozo en la fe". Filipenses 1:22-25

Comencé a sentir una intensa urgencia de que Dios mismo quería que luchara para quedarme. Conocía las ventajas de envejecer con Terri. La amaba y ella necesitaba ayuda para criar a nuestros hijos. La iglesia podría encontrar otro pastor; sin embargo, yo sabía que podía beneficiarlos. Además, este mundo perdido seguramente podría usar a otro obrero para edificar puentes hacia la única esperanza de salvación, el Salvador, Jesús. Tendría toda la eternidad para sanar y disfrutar al Señor. Ahora era el momento de hacer que mi vida valiera la pena y de trabajar por el bien de los demás. El cielo podía esperar. Así que empecé a luchar tan duro como pude para seguir vivo.

Me doy cuenta de que mi opinión sobre estas escrituras podría ser inquietante para algunos. ¿Estoy diciendo que siempre tenemos la opción de vivir o morir, y el Señor está atado a nuestra elección? No, en absoluto. El Señor tiene nuestros días contados y tiene la llave de nuestra vida.

Creo, sin embargo, que Dios puede inculcar una fe luchadora para vivir aún frente a la muerte inminente. Como lo hizo con Pablo, Él implanta el deseo de cumplirlo. Por otra parte, he estado junto al lecho de personas extremadamente enfermas que desean negarse a recibir tratamiento. Siempre he apoyado esa decisión. A veces me han pedido que ayude a cambiar la decisión de alguien de suspender el tratamiento y yo me he negado. Supongo que el Señor también los está guiando, y que Él quiere llevarlos a casa más pronto que tarde. Isaías 57:1 dice: "El justo perece, y no hay quien se preocupe; los hombres piadosos son arrebatados, sin que nadie comprenda que ante el mal es arrebatado el justo." En el Salmo 116, el salmista cuenta que estuvo cerca de la muerte, pero clamó por su vida y Dios lo rescató. En el Salmo 116:9, escribe: "Andaré delante del Señor en la tierra de los vivientes". Sin embargo, unos pocos versículos más tarde, en el versículo 15, presenta el otro lado de esta cuestión de la vida o la muerte: "Estimada a los ojos del Señor es la muerte de sus santos". Wow. Esta es otra manera de pensar en la muerte "prematura" de un ser querido. A veces Dios decide que no puede esperar más para llevar a una persona a su hogar definitivo. La conclusión es que el Señor puede ser glorificado ya sea en la vida o en la muerte de sus elegidos.

Por supuesto, muchos han fallecido con un deseo inquebrantable de vivir. Podemos considerar a mi padre, por ejemplo. Me dijo la noche anterior a su muerte que pronto comenzaría una droga de prueba para el melanoma del cual él estaba convencido de que acabaría con su cáncer. Si el poder de la mente sobre la materia y la determinación humana fueran los únicos requisitos para permanecer vivo, definitivamente mi padre hoy estaría con nosotros. Luego están los que no sobreviven aunque estaban convencidos de que Dios había hablado de que ya estaban curados. He conocido a gente así que citaba confiadamente versículos bíblicos reclamando su curación, pero en vez de eso se les llamaba al cielo. Tengo que ser franco. Cuando Dios predijo algo en la Biblia en relación a alguien, sucedió. Si el evento no ocurrió, Dios nunca lo prometió en primer lugar. Por eso creo que así como puede haber un falso optimismo arraigado en el pensamiento positivo, también puede haber un falso optimismo espiritual. Ambos deben ser distinguidos de la fe implantada por Dios que resulta en sanidad. Te preguntas: ¿cómo se nota la diferencia? No se puede. Con el tiempo todos lo sabremos. Mientras tanto, animo a la gente a estudiar y orar mucho y a seguir su corazón y dejar el resultado final en manos del Señor.

Algunos sobrevivientes se burlan de la sugerencia de que Dios los curó. Una vez un estudiante en Stanford le preguntó a Lance Armstrong cómo le ayudó su creencia en Dios como paciente de cáncer. Lance respondió: "Todo el mundo debería creer en algo, y yo creía en la cirugía, en la quimioterapia y en mis médicos". Estoy de acuerdo con Lance, debemos creer en algo. Pero yo pregunto: "¿De dónde vienen la inteligencia y las habilidades de un médico?" Afortunadamente para todos nosotros, Dios es misericordioso a pesar de nuestra ingratitud. Creo que finalmente no obtendremos explicaciones concretas para todos estos dilemas. Supongo que ahí es donde la fe toma el control, empujándonos hacia nuevos niveles de confianza. Creo que esta tensión debería llamarnos a humildad por nuestra falta de sabiduría suprema, no hacernos enfurecer con el Señor.

Capítulo 17

¿Cuál es la Voluntad de Dios?

Venga tu reino. Hágase tu voluntad, así en la tierra como en el cielo.
Mateo 6:10

Mi nueva determinación de "quedarme" se desencadenó a fines de abril de 2003. Durante el siguiente mes , Terri y yo devoramos las escrituras juntos, estudiando todos los versículos de la Biblia sobre la curación física. Terri definitivamente tenía ventaja en este asunto. Mientras recién me estaba adaptando al hecho de tener cáncer, ella había estado trabajando para conseguir una curación. Ahora bien, no era la primera vez que estudiaba este tema, pero como pueden imaginar mi nivel de interés había aumentado. Aunque no quería que mis preferencias confundieran la lectura de las Escrituras, admito que esperaba encontrar garantías de que Dios me sanaría. La sanación divina es un tema controversial entre los estudiantes de la Biblia hoy en día. Al igual que con otras controversias bíblicas, los que gritan más fuerte a menudo se encuentran en los extremos, pero la verdad suele encontrarse en algún punto en el medio. Creo que el primer paso para entender la Biblia es reunir y analizar todas las enseñanzas y narrativas sobre un tema y sólo entonces llegar a una interpretación general. El desequilibrio ocurre más a menudo cuando "escogemos" versículos sobre un tema en particular. Aún así, no es fácil determinar cuánto peso dar a un solo pasaje o conjunto de pasajes. Para discutir a fondo la sanación divina, sería necesario un libro extenso, pero para este libro he resumido algunas de mis conclusiones básicas.

1. Durante el tiempo de Jesús en la tierra, Él pasó mucho de su tiempo sanando y aliviando el sufrimiento. No hay registro de que Él haya rechazado a alguien que buscaba sanación física. Mateo 4:24 dice: "y traían a Él todos los que estaban enfermos, afectados con diversas enfermedades y dolores, endemoniados, epilépticos y paralíticos; y Él los sanaba". Hubo otras ocasiones en las que los escribas de los

Evangelios enfatizaron el punto de que Él sanaba a todos los que lo buscaban (Mateo 8:16; Lucas 4:40). A veces fallamos en buscar la sanación divina porque determinamos de antemano que Dios probablemente no responderá a nuestro pedido. Podemos vernos abrumados por las probabilidades estadísticas humanas. La epístola de Santiago explica que a veces no se nos responde porque nunca preguntamos. "No tenéis, porque no pedís" (Santiago 4:2). Otro error que podemos cometer es acudir sólo a los médicos. Considera la muerte prematura del Rey Asa en 2 Crónicas 16:12-13. "En el año treinta y nueve de su reinado, Asa se enfermó de los pies. Su enfermedad era grave, pero aun en su enfermedad no buscó al Señor, sino a los médicos. Y Asa durmió con sus padres. Murió el año cuarenta y uno de su reinado". Claramente, las Escrituras presentan los poderes de los doctores como limitados, especialmente en Marcos 5:26: "y había sufrido mucho a manos de muchos médicos, y había gastado todo lo que tenía sin provecho alguno, sino que al contrario, había empeorado." He estado en ese lugar. Por supuesto, definitivamente deberíamos acudir a los doctores, ya que Dios actúa a través de ellos muy a menudo. También debemos golpear en las puertas del cielo para nuestra sanación. No se trata de una u otra cosa, sino de ambas.

2. Jesús quiere que creamos en su habilidad para sanar. En Mateo 9:28-29 leemos: "¿Creéis que puedo hacer esto? Ellos le respondieron: Sí, Señor. Entonces les tocó los ojos, diciendo: Hágase en vosotros según vuestra fe".

3. Jesús también quiere que creamos en su voluntad general de sanar. 3 Juan 1:2 afirma el deseo general de Dios de que permanezcamos en buena salud: "Amado, ruego que seas prosperado en todo así como prospera tu alma, y que tengas buena salud".

4. Nuestra incredulidad puede limitar la frecuencia de la sanación divina. Hablando de la actividad sanadora de Jesús en su ciudad natal, Marcos se lamenta en 6:5-6: "Y no pudo hacer allí ningún milagro; sólo sanó a unos pocos enfermos sobre los cuales puso sus manos. Y estaba maravillado de la incredulidad de ellos." ¿Estamos limitando los milagros de Dios hoy por nuestra incredulidad? Tal vez hay tan pocas sanaciones indicadas en algunas comunidades de fe porque consideran que la fe audaz es presuntuosa. Está claro que podría

tratarse de un círculo vicioso. Si los líderes desalientan la fe audaz, somos testigos de menos milagros. Entonces esos mismos líderes señalan la escasez de sanaciones como prueba de que "Dios ya no trabaja de esa manera".

5. Algunos citan a Isaías 53:5 como una promesa absoluta y garantizada de sanación física: "por sus heridas hemos sido sanados." Argumentan que así como Cristo sufrió la muerte en la cruz para quitarnos nuestro pecado, así también sufrió corporalmente en la forma de azotes y palizas para quitarnos nuestro sufrimiento físico. Ya que la salvación eterna está prometida y absolutamente asegurada por la muerte de Jesús en Isaías 53, entonces la promesa de sanación divina debería estar garantizada también por el mismo pasaje. Algunos explican esta tensión al categorizar el tipo de sanación en Isaías 53:5 como espiritual y no física. Mateo 8:16-17 resuelve cualquier disputa estableciendo un vínculo claro para la curación física en Isaías 53. "Y al atardecer, le trajeron muchos endemoniados; y expulsó a los espíritus con su palabra, y sanó a todos los que estaban enfermos, para que se cumpliera lo que fue dicho por medio del profeta Isaías cuando dijo: "El mismo tomó nuestras flaquezas y llevó nuestras enfermedades".

Así que volver a Isaías 53 como una promesa tuvo sentido para mí y empecé a reclamar este versículo para mi curación física. Debo haberlo recitado más de cien veces al día durante tres meses, diciendo que era verdad para mí. ¿Haber reclamado esta promesa de tal manera era parte de la "razón" por la que Dios me perdonó la vida?

6. Jesús enseñó que cada vez que oramos, debemos orar con fe audaz. Orar por sanación no es una excepción. En varias ocasiones enseñó este principio. Uno de estos ejemplos aparece en Marcos 11:22-24; "Tened fe en Dios. En verdad os digo que cualquiera que diga a este monte: "Quítate y arrójate al mar", y no dude en su corazón, sino crea que lo que dice va a suceder, le será concedido. Por eso os digo que todas las cosas por las que oréis y pidáis, creed que ya las habéis recibido, y os serán concedidas". Por lo que la oración típica de cada seguidor de Cristo debe estar llena de expresiones de agradecimiento porque la oración ya ha sido contestada afirmativamente. Esta manera de orar no es en absoluto el tipo de fe que se practica rutinariamente en muchos círculos de la iglesia hoy en día. No se trata sólo

de falta de fe, es también una forma de rebelión, ya que ignora la clara enseñanza de Jesús. Creame, yo tampoco soy inocente en este asunto. ¿No deberíamos todos intentar crecer en este aspecto?

En su epístola, Santiago ordena que oremos por la sanación divina con fe. En 5:14-18:

> ¿Está alguno entre vosotros enfermo? Que llame a los ancianos de la iglesia y que ellos oren por él, ungiéndolo con aceite en el nombre del Señor; y la oración de fe restaurará al enfermo, y el Señor lo levantará, y si ha cometido pecados le serán perdonados. Por tanto, confesaos vuestros pecados unos a otros, y orad unos por otros para que seáis sanados. La oración eficaz del justo puede lograr mucho. Elías era un hombre de pasiones semejantes a las nuestras, y oró fervientemente para que no lloviera, y no llovió sobre la tierra por tres años y seis meses. Y otra vez oró, y el cielo dio lluvia y la tierra produjo su fruto.

Anteriormente en su epístola, Santiago definió lo que quería decir al orar con fe en Santiago 1:5-8.

> Pero si alguno de vosotros se ve falto de sabiduría, que la pida a Dios, el cual da a todos abundantemente y sin reproche, y le será dada. Pero que pida con fe, sin dudar; porque el que duda es semejante a la ola del mar, impulsada por el viento y echada de una parte a otra. No piense, pues, ese hombre, que recibirá cosa alguna del Señor, siendo hombre de doble ánimo, inestable en todos sus caminos.

En este contexto, orar con fe significa creer que una vez que pedimos, Dios automáticamente proveerá la sabiduría. Si uno duda de que Dios brindará la sabiduría, no debe esperar recibir nada de Dios. En otras palabras, la sabiduría está garantizada. Por lo tanto, debemos aplicar esta definición de orar con fe a las oraciones de los ancianos para sanar en Santiago 5. Los ancianos y todos los demás deben orar creyendo que ya hemos recibido sanación una vez que la pedimos. Si dudamos, no debemos esperar recibirla. Jesús se preguntó en voz alta durante su tiempo en la tierra si la fe se extinguiría a través de los siglos. En Lucas 18:8, "cuando el Hijo del Hombre venga, ¿hallará fe en la tierra?" Decidí que si me equivocaba en la forma en que oraba por mi curación, prefería equivocarme imitando a aquellos con fe audaz.

7. Cuando Jesús concluyó sus peticiones en el Huerto de Getsemaní con la frase: "… pero no se haga mi voluntad, sino la tuya," no estaba estableciendo una aclaración para repetir siempre al final de todas nuestras oraciones. Una lectura atenta de este fascinante intercambio revela que Jesús no estaba tratando en absoluto de discernir la voluntad de Dios en este caso. De hecho, él ya conocía la perfecta voluntad de Dios. Su Padre le había pedido que fuera torturado hasta la muerte y que asumiera el pecado del mundo. Así que Jesús, que obviamente tenía serias dudas sobre el plan, ¡estaba tratando de cambiar la voluntad revelada de Dios! En el último minuto, Él estaba apelando apasionadamente por un Plan B. Así que este pasaje no es un buen ejemplo de cómo debemos orar típicamente, a menos, por supuesto, que estemos absolutamente seguros de la voluntad de Dios en lo que concierne a nuestra sanación y busquemos modificar esa voluntad de una manera u otra.

8. Jesús esperaba que sus discípulos tuvieran la suficiente fe para sanar las enfermedades de otros. Estaba preocupado cuando sus discípulos no pudieron sanar a un niño poseído por un demonio. En Mateo 17:17-21:

> Respondiendo Jesús, dijo: "¡Oh generación incrédula y perversa! ¿Hasta cuándo estaré con vosotros? ¿Hasta cuándo os tendré que soportar? Traédmelo acá". Y Jesús lo reprendió y el demonio salió de él, y el muchacho quedó curado desde aquel momento. Entonces los discípulos, llegándose a Jesús en privado, dijeron: "¿Por qué nosotros no pudimos expulsarlo?" Y Él les dijo: "Por vuestra poca fe; porque en verdad os digo que si tenéis fe como un grano de mostaza, diréis a este monte: "Pásate de aquí allá", y se pasará; y nada os será imposible. Pero esta clase no sale sino con oración y ayuno".

Jesús enseñó que la fe debe ser ejercitada para crecer y ciertamente espera que tengamos una fe fuerte. Aunque la fe débil puede obstaculizar los resultados, debemos tener en cuenta que nuestra fe no tiene por qué ser perfecta. Un padre se preocupó porque su fe era demasiado débil para la curación de su hijo. Jesús había dicho: "Todas las cosas son posibles para el que cree". El hombre confesó: "Creo; ayúdame en mi incredulidad," y al final, recibió la sanación para su hijo, a pesar de sus dudas (Marcos 9:23-24).

9. Jesús tenía la intención de que todas las generaciones de sus seguidores impusieran las manos sobre los enfermos para su curación física. En Marcos 16:15-18, Él habla de responder a las oraciones de sanación de los cristianos del primer siglo y también a las oraciones de las generaciones subsiguientes. "Estas señales acompañarán a los que han creído: en mi nombre echarán fuera demonios, hablarán en nuevas lenguas; tomarán serpientes en las manos, y aunque beban algo mortífero, no les hará daño; sobre los enfermos pondrán las manos, y se pondrán bien".

En Hechos 2:20, Pedro declara que los dones sobrenaturales, incluyendo la sanación divina, funcionarían hasta la llegada de los "tiempos finales" o "Últimos Días. El período de estos dones duraría, "Antes (o hasta) que venga el día grande y glorioso del Señor." El Día del Señor es un término técnico en las Escrituras que se refiere al período final de tribulación antes de la Segunda Venida de Jesús. Por lo tanto, se puede esperar que las expresiones sobrenaturales de su poder a través de sus seguidores ocurran hasta ese día.

10. Hay algunas advertencias bíblicas sobre la sanación. Hay excepciones en las epístolas del Nuevo Testamento a la regla general de que el Señor siempre sanaba a todos los que buscaban sanación. (Las epístolas son las cartas de Pablo y otros, y deben distinguirse de los evangelios de Mateo, Marcos, Lucas y Juan). Para mí, estas excepciones llevan a la innegable conclusión de que no hay una garantía absoluta de curación física en la Biblia. Al negar algunas peticiones de sanación, el Señor introdujo un principio crucial en la vida de sus hijos, que algunos han llamado "un propósito superior". Uno de los ejemplos más claros es la "espina en la carne" de Pablo, descrita extensamente en 2 Corintios 12. Pablo no se estaba refiriendo a una espina literal, sino a una serie de pruebas dolorosas que incluían azotes, palizas, lapidaciones y encarcelamientos. Pablo le pidió al Señor tres veces que le quitara esta espina, pero Dios no lo hizo, diciéndole a Pablo en cambio que Su gracia le permitiría hacer frente a ello y permanecer humilde. En la lista de pruebas de Pablo, él no incluyó su lucha con un problema ocular grave y crónico, pero explica cómo esta enfermedad provocó su presentación inicial de las buenas nuevas a los gálatas (Gálatas 4:12-16). Evidentemente, Pablo había viajado a la región de Gálatas no para fundar una iglesia, sino para recibir tratamiento para sus ojos. Su debilidad trajo consigo una fuerte conexión emocional y

espiritual con los gálatas, aunque fue un vínculo que se desvaneció con el tiempo.

Os ruego, hermanos, haceos como yo, pues yo también me he hecho como vosotros. Ningún agravio me habéis hecho; pero sabéis que fue por causa de una enfermedad física que os anuncié el evangelio la primera vez; y lo que para vosotros fue una prueba en mi condición física, que no despreciasteis ni rechazasteis, sino que me recibisteis como un ángel de Dios, como a Cristo Jesús mismo. ¿Dónde está, pues, aquel sentido de bendición que tuvisteis? Pues testigo soy en favor vuestro de que de ser posible, os hubierais sacado los ojos y me los hubierais dado. ¿Me he vuelto, por tanto, vuestro enemigo al deciros la verdad?

Uno podría parafrasear la apelación de Pablo de esta manera: "*A pesar de que mi problema ocular era realmente grave, ustedes no se apartaron de mí, sino que se sintieron atraídos por mí con compasión al verme como el portavoz de Dios para el mensaje de Jesús. Habrían hecho cualquier cosa para ayudarme, incluso convertirse en donantes de ojos. Entonces, ¿qué pasó? Me encantaría reavivar ese vínculo*". Todos sabemos que el sufrimiento físico tiene una poderosa capacidad para ablandar el corazón humano, vinculando a las personas con Dios y entre sí. Como dijo mi amiga, la enfermedad o el cáncer pueden ser un "regalo". A menudo he observado los propósitos más elevados del Señor en la tarea de reparar y reavivar las relaciones tanto en mi vida como en las vidas de otros. También utiliza la enfermedad como una llamada de atención. Como una madre que vuelve la cara de su hijo hacia la suya, Él sabe cómo llamar nuestra atención.

A pesar de la clara enseñanza de Pablo sobre la manera en que Dios utiliza el sufrimiento, algunos en la iglesia consideran que el sufrimiento físico es inútil y evitable. Y lo que es más trágico, algunos consideran que una enfermedad sin curar es evidencia de una falta de fe. Afirman que Dios nunca quiere que estemos enfermos ni por un momento. Así que la gente enferma se castiga a sí misma, o es castigada por otros, debido a sus dudas. Como los amigos de Job que no entendieron los propósitos más elevados de Dios, podemos agravar el dolor de los enfermos. Una vez escuché una gran historia que puede ayudarnos a comprender la estupidez de tal enseñanza.

Una vez una mujer ciega buscó el consejo de un pastor sabio y anciano. Con lágrimas en los ojos le dijo: "Pastor, nací ciega y he estado ciega toda mi vida. No me importa ser ciega, pero tengo algunos amigos bien intencionados que me dicen que si tuviera más fe podría ser sanada".

El pastor le preguntó: "Dime, ¿llevas uno de esos bastones para caminar?"

"Sí, tengo", contestó ella.

"La próxima vez que alguien te diga eso, golpéalo en la cabeza con el bastón. Entonces diles: '¡Si tuvieras más fe, eso no te dolería!'"

11. Algunas veces el propósito más elevado de Dios incluye la muerte prematura de uno de sus hijos. Necesitamos recordar que Dios ve la muerte desde una perspectiva completamente diferente a la nuestra. Mientras estamos sufriendo la pérdida, Él está experimentando una reunión maravillosa. En el Salmo 116, una llamada al Señor para ser rescatado de una muerte prematura, también añade: "Estimada a los ojos del Señor es la muerte de sus santos". A veces Dios no puede esperar para revelar su rostro a un elegido. Isaías 57:1-2 agrega la noción de que puede estar haciéndole un gran favor a una persona al salvarla de los males de esta vida o tal vez de algún mal específico: "El justo perece, y no hay quien se preocupe; los hombres piadosos son arrebatados, sin que nadie comprenda que ante el mal es arrebatado el justo, y entra en la paz". Aunque es increíblemente doloroso para nosotros, hay razones convincentes por las que el Señor se lleva a un ser querido tempranamente.

Como conclusión para englobar estos conceptos, creo que debemos orar audazmente y pedir nuestra sanación cuando estemos enfermos. Este tipo de fe agradó e impresionó a Jesús cuando caminó por la tierra. No hay razón convincente para creer que Él ha cambiado. Él nos mandó a orar con fe creyendo que ya tenemos lo que estamos pidiendo. Aunque este tipo de fe no garantiza la curación física, probablemente recibiríamos más milagros si oráramos con fe. Si el Señor no contesta nuestras audaces oraciones de fe, podemos confiar en que Él tiene un Propósito Superior tras el que está obrando para su gloria. Después de todo, tales propósitos son más importantes que nuestra comodidad o nuestra existencia terrenal.

Durante mi lucha por mantenerme vivo, me convencí de que necesitaba reclamar sanación y creer que Dios ya me había sanado. Algunas personas se sintieron incómodas con esta teología, pero noté que a la gente no le gusta debatir con personas que tienen cáncer. Terri creía que el Señor le había hablado de que en verdad iba a sanarme. Así que tenía más motivos para orar con audacia. No le daba vergüenza compartir esto, especialmente en nuestra iglesia. Tenía que reírme a veces cuando veía a mi mujer en modo de combate de oración. Un par de personas de la iglesia tímidamente trataron de preparar a Terri para la posibilidad de mi muerte. Prefaciaban oraciones por mi curación con la frase: "Señor, si es tu voluntad..." Por eso, antes de algunas de nuestras reuniones de oración, cuando los ancianos me ungían y me imponían las manos como está prescrito en Santiago 5, ella le preguntaba a cada uno de ellos cómo estaban a punto de orar. Una vez pidió a algunas personas y a algunos ancianos que no oraran si iban a iniciar su oración con la frase: "Si es tu voluntad". Su relación con Dios siempre ha sido profundamente personal y a veces luchadora. He estado tratando de aprender, aún después de 27 años de matrimonio, que no tengo que rehacerla a mi imagen. De hecho, me doy cuenta de que puedo aprender mucho de mi esposa. Ella escribió acerca de su punto de vista sobre este asunto de la voluntad de Dios:

Cuando compartía lo que creía que el Señor me guiaba a orar, para pedir una promesa de la curación de Joe, la gente me decía: "Que se haga la voluntad de Dios". Está en el Padre Nuestro, así que al principio, pensé que no podía discutir sobre esa frase. Una mañana estaba leyendo toda la oración y el resto del versículo me impactó. "Hágase tu voluntad en la tierra como en el cielo". Recuerdo que pensé sarcásticamente: "¿Está el melanoma en el cielo?" Mi literalidad estaba causando un verdadero cuestionamiento, otra vez. Por supuesto que la respuesta es ¡NO! El melanoma no está en el cielo, la enfermedad no está en el cielo. Podía sentir la mismísima sonrisa de Dios cuando vi el versículo: "Permaneced en mí y pedid lo que queráis y se os hará". Él susurró en mi Espíritu: "pídeme que traiga el cielo a la tierra para ti." Empecé a orar: "Hágase tu voluntad en la tierra como en el cielo". No quiero escribir un libro teológico sobre la oración. Supongo que no me interesa la opinión de nadie sobre mi interpretación de la Biblia. Sólo sentí que tenía el terreno allanado para acercarme audazmente hacia el trono de la gracia y pedir que se extirpara el melanoma. Lo hice y Él obró.

Y se hizo su voluntad.

Capítulo 18

Punto de inflexión

Me sacó del hoyo de la destrucción, del lodo cenagoso;
asentó mis pies sobre una roca y afirmó mis pasos.
Salmos 40:2

En este punto de la batalla, yo estaba luchando fuerte aunque cada vez más débil y fatigado, pero Terri estaba lista para avanzar sobre la siguiente colina. Comenzó a presionar al oncólogo sobre un cóctel de quimioterapia que él había mencionado. Debido a mi condición deteriorada, él se había arrepentido de la idea, y dijo, "Cualquier quimioterapia ahora mismo probablemente lo matará." Ella y yo acordamos que iba a morir de todos modos, así que mejor era intentarlo. Permítanme hacer una pausa y mencionar que no todos los pacientes piensan así. Los médicos advierten con razón que los tratamientos de quimioterapia pueden afectar la calidad de los últimos días de la vida de un individuo. Así que no culpo a mi médico por intentar desalentarme, especialmente porque el melanoma metastásico en etapa IV no responde muy bien a la quimioterapia. En última instancia, creo que el paciente debe tomar la decisión sin ser presionado. Siempre había visto la quimioterapia como algo evitable y como un último recurso. Ahora, desde el punto de vista humano, estaba poniendo todas mis esperanzas en ello. Pensé que no tenía nada que perder. El médico diría más tarde que fue el día que Terri me salvó la vida. Dijo que estaba demasiado débil para la quimioterapia ambulatoria, así que me mantuvieron en el hospital durante los cuatro días de infusiones. El cóctel de quimioterapia se desarrolló en el MD Anderson Cancer Center de Houston, Texas, un centro oncológico de gran prestigio. El brebaje consistía en Taxol, una quimioterapia común para el cáncer de mama; cistplatino, derivado del platino metálico; y dicarbazina (DTIC, por sus siglas en inglés) que se usa para muchos tipos de cáncer. Taxol me atrajo porque sus inhibidores tumorales fueron descubiertos a partir de la corteza de un árbol de la selva tropical, y todavía se utilizaban en su fabricación elementos naturales.

Tan pronto como el Taxol llegó a mi sistema, las advertencias de mi médico pasaron por mi mente. Mi respiración se detuvo y mi corazón se saltó varios latidos. Probé con sentarme e intentar hablar, pero no pude. Traté de levantarme de la cama. Creo que estaba tratando de arrancar mi sistema que parecía estar apagándose. Terri y las enfermeras entraron en pánico, pero me agarraron y me hicieron recostar. Me dieron dosis masivas de Benadryl y otras drogas hasta que mis signos vitales se calmaron. Después de ese episodio inicial, el resto de la primera ronda transcurrió sin problemas. Mi cabello comenzó a caerse de a grandes mechones, pero al menos las náuseas eran mínimas.

Por alguna razón, la segunda ronda de quimioterapia fue mucho más intensa que cualquiera de las otras cinco rondas. Cuando regresé a casa después del tratamiento final de la segunda ronda, comenzaron los vómitos graves. Durante ese fin de semana de mayo de 2003, vomité o tuve diarrea (a veces simultáneamente) cada diez o quince minutos durante dos días completos. Justo cuando pensaba que no quedaba nada para purgar, salía más. Mi epiglotis, la estructura similar a un "saco de boxeo" en miniatura que cuelga en la parte posterior de la garganta, estaba tan cubierta de jugos gástricos que perdió toda su rigidez. Se hundió y comenzó a restringir mi suministro de aire. Más abajo en mi esófago, la válvula que separa las funciones de respirar y comer estaba engomada y no cerraba completamente. Como resultado, mis pulmones comenzaron a absorber el líquido ácido de mi estómago. Jadeaba por cada respiración entre episodios de arcadas. Mi proceso xifoideo, la lengüeta de cartílago en la parte inferior del esternón, se irritó mucho por el jadeo. Todavía hoy está dañado y cruje cuando hago abdominales. Pedimos frenéticamente recetas para todos los medicamentos contra las náuseas conocidos por el hombre, incluyendo Zofran y todos los líquidos y supositorios. Pensé que podría morir de asfixia. Probablemente debí haber ido al hospital, pero decidí que el viaje en auto o ambulancia podría empeorar mi condición. Nada desaceleró esta purga, pero irónicamente, este período de dos días marcó el punto de inflexión.

Noté que las dos masas del tamaño de una nuez debajo de mi piel junto a la clavícula habían comenzado a encogerse. Al final de la semana siguiente, se habían ido totalmente. Naturalmente, estábamos eufóricos y muy animados. Un oncólogo no prescribiría una TEP o una tomografía hasta después de la última ronda de quimioterapia, pero Terri insistió y el médico acordó ordenar una tomografía después de la segunda de seis rondas. Ella estaba animada de que el Señor me estaba sanando y quería que Él recibiera la gloria, y no la quimioterapia. Yo también estaba convencido de que el Señor me estaba curando milagrosamente... pero a través de la quimioterapia. Los resultados llegaron; hubo un "encogimiento significativo". Aún así, había una gran advertencia en el informe. Aunque la pequeña masa en mi páncreas se había reducido, la gran masa pancreática había seguido creciendo. Tenía tres pulgadas de ancho y seis pulgadas de largo. Este informe no me sorprendió, ya que todavía no podía digerir ningún alimento o bebida debido al dolor en el páncreas cada vez que lo intentaba. Por alguna razón, la quimioterapia estaba matando el melanoma en todas partes menos en el sitio más crucial.

Otra cirugía para extirpar esta masa pancreática estaba fuera de discusión. Estaba demasiado débil, y el tumor estaba entrelazado con el páncreas. La radiación convencional, otra opción de tratamiento común para la mayoría de los cánceres, nunca fue considerada seriamente. Me dijeron al principio y a menudo que la radiación convencional no funcionaba muy bien en el melanoma. Una dosis normal de radiación es de alrededor de 200 unidades, lo cual es seguro para el tejido sano y fatal para muchos tipos de células cancerosas. Para matar el melanoma, los niveles de radiación deben ser casi 4 veces mayores, unas 700 unidades de radiación. Estos niveles de radiación de los equipos convencionales pueden inducir daños irreparables a los tejidos sanos que rodean un tumor. Afortunadamente, recordamos que nuestro mentor para el tratamiento del melanoma nos había hablado de una nueva máquina de radiación de dosis alta, llamada Novalis™. El Novalis™ puede reducir drásticamente el daño a los tejidos sanos porque es capaz de "dar forma" a un haz de radiación de alta dosis. El sistema utiliza una tomografía computarizada para trazar un mapa de la ubicación precisa de un tumor o tumores. Luego apunta a los contornos del tumor, permitiendo que las unidades de radiación estén suficientemente sintonizadas para matar el melanoma. El brazo de la máquina dispara al tumor desde tres frentes, girando desde arriba, luego hacia el costado y finalmente desde abajo de la mesa. El concepto tenía mucho sentido, pero ¿funcionaría en los tumores del páncreas? En ese momento, sólo había cinco máquinas Novalis™ en el mundo.

Lance Armstrong, el campeón mundial de ciclismo y sobreviviente de cáncer, se sometió a un tratamiento en el Richardson Regional Cancer Center. Después de su exitoso tratamiento allí le preguntó al Centro qué necesitaban y ellos solicitaron un Novalis™. Se las arregló para donar uno al Richardson Regional, que está a sólo siete millas de nuestra casa. Hicimos algunas preguntas iniciales sobre el proceso y un enfermero trató de programar una evaluación con el radioncólogo. La cita inicial se pospuso varias veces, puesto que la mayoría de los días no podía moverme. El enfermero seguía llamándome incluso después de que se enteró de que yo tenía cáncer en varios sitios, lo que creíamos que me hacía menos apto para el rayo guiado. No tengo ni idea de por qué insistió. Tal vez el negocio de **Novalis™** marchaba lento al principio. Yo elijo pensar que… el Señor lo impulsó. Finalmente me dijo: "Preséntate cuando puedas y te abriremos un espacio". Estábamos intrigados de que esta radiación pudiera ser perfecta para la obstinada masa pancreática. Nuestro oncólogo nos dijo que estábamos locos cuando le dijimos que íbamos a interrumpir la quimioterapia por la radiación. Preguntó por qué nos detendríamos cuando estábamos recibiendo una respuesta tan extraordinaria. Obviamente, hay grandes riesgos de ir en contra del consejo de un médico, pero él ni siquiera había oído hablar del tratamiento. Hemos notado que los médicos tienden a apegarse al manual del "estándar de atención", que los aísla de algunas de las conjeturas y, digámoslo así, de las demandas. Sin embargo, alguien tiene que probar estas nuevas tecnologías. Los tratamientos fueron indoloros, sin efectos secundarios y cada uno de los cinco tratamientos duró sólo cinco minutos. El proceso se desarrolló tan suavemente que pensé que probablemente era inútil. Sin embargo, en unos pocos días después del final del tratamiento, estaba seguro de que había matado el tumor. El dolor de páncreas se redujo drásticamente y luego se detuvo. ¡Pude comer comida otra vez! Una tomografía axial computarizada posterior a la radiación confirmó que la masa se había reducido significativamente. Mi oncólogo todavía era un poco escéptico, pero debido al gran encogimiento, predijo que probablemente podría vivir nueve meses más. Más tarde dijo: "Pensé que estabas loco en detener la quimioterapia por la radiación de haz guiado, pero ahora envío a todo el mundo allí (para recibir la radiación de haz guiado)".

A pesar del asombroso progreso físico, me enfrenté a otro obstáculo: el ensimismamiento. Muchos otros pacientes con cáncer me han dicho lo mismo. Todas eran mujeres, así que esto es un poco vergonzoso. Tal vez los hombres no admiten este tipo de dificultad. De todos modos, ahora entiendo por qué me invadió el centrarme en mí mismo. Necesitaba estar en sintonía con mi cuerpo para estar por delante del cáncer y del dolor. Incluso las tareas rutinarias se habían vuelto dolorosas. Así que cuando Terri golpeaba con un bache que pensé que podría haber esquivado, se lo hacía saber. Como tenía poca carne en los huesos, la mesa de diagnostico por TEP parecía una losa de cemento. Tuve que quedarme quieto en sesiones de 35 minutos y luego otra vez por otros 20 minutos. Me advirtieron que si me movía, las fotos serían borrosas e inútiles. Una vez, durante una exploración, me sentí tan incómodo que ya no podía aguantar más y moví mi cuerpo. El escaneo se descartó y tuve que repetirlo. Luego estaban las agujas. Como mis ganglios linfáticos fueron extirpados de debajo de mi brazo izquierdo, tuvieron que dejar de punzar ese brazo por miedo a una hinchazón o infección. Así que sólo me punzaban las venas en el brazo derecho, que finalmente comenzaron a rebelarse. Las venas parecerían estar listas, pero colapsaban alejándose de la aguja, o la aguja rebotaba en el tejido cicatricial. Era común que me picaran ocho o diez veces, varias enfermeras diferentes, hasta que una tenía éxito. Dos veces los estudiantes de medicina no pudieron localizar las arterias principales, una vez para una "vía central" en mi cuello para la Interleucina-2, y una vez para una vía PICC debajo de mi brazo derecho para la quimioterapia. En ambos casos, cuando el estudiante falló, el profesor pensó que el problema era la falta de fuerza. Me di cuenta de que las arterias tienen sus propios nervios especiales, que me recordaban a la chispa de una bujía en un cortacésped.

Menciono todo esto para explicar por qué me sentí tan merecedor de una comodidad extra. Al principio me sentí bien con dejar que la tristeza reinara y llorar mucho por mí mismo. Déjalo salir Joe, así, así, eso es, déjalo salir todo. Repetía todas las cosas que no podría hacer. Nada de sermones, baloncesto o pesca. Por alguna razón me molestó especialmente que no pudiera usar la nueva parrilla de barbacoa que había comprado con descuento el otoño anterior. Pronto me di cuenta de que me había vuelto adicto a la autocompasión, y se había convertido en un calabozo húmedo y apestoso. Ansiaba salir de la jaula. La autocompasión es una comodidad tonta, como lamentarse de estar en una zanja, mientras sacas otra pala de tierra de tu excavación. "Mira lo profundo que estoy ahora."

El Señor comenzó a liberarme de una manera inesperada. Le pedí a mi hijo, Jesse, que alquilara la serie completa de DVD, Band of Brothers,

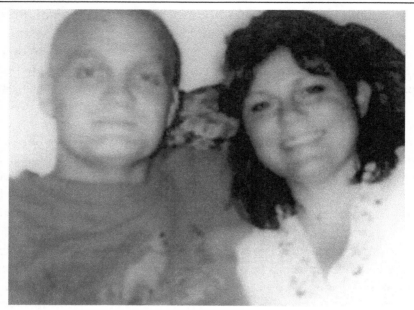

Joe durante la quimioterapia con su hermana, Terry Gledhill (julio de 2003).

sobre la Easy Company, los soldados de la división 101ª de asalto aéreo durante la Segunda Guerra Mundial. Habían luchado en el Día D desde Normandía hasta Alemania. Ver su historia fue una llamada de atención para mí. No me estaba congelando en una zanja en un bosque nevado en Nochebuena, mientras era el blanco de los cañones de artillería alemanes. No estaba sosteniendo a mis amigos explotados en mis brazos, tratando de pensar qué decir mientras morían. No me dejaron que me consumiera como un prisionero judío abandonado en el campo de concentración Landsberg. Tenía 100 veces el apoyo y 1000 veces la comodidad. El valor y el sacrificio de esos tipos me hicieron sentir un tonto. Una vez recordé que le pregunté a mi papá cómo terminó en el ejército. Le dije: "Así que te reclutaron, ¿verdad? No, me dijo que se inscribió en la división 101ª Aerotransportada el día que se graduó de la secundaria. Él y sus amigos se dirigieron directamente al centro de reclutamiento del ejército en el momento en que la escuela terminó ese verano. Se habría unido antes si se lo hubieran permitido. Y ahí estaba yo, el Sr. Flojito.

Otro descubrimiento que me sacó de mi autocompasión fue reconocer que algunos de los peores dolores son emocionales, no físicos. Me enteré de alguien que había experimentado una traición muy difícil. Sospechaba que su marido tenía una aventura. Confió a su mejor amiga durante meses sus sospechas. Su mejor amiga se preguntaba en voz alta qué haría si fuera verdad, y quería saberlo por una razón. Lo adivinaste. Su mejor amiga era la que tenía una aventura con su marido. El dolor emocional causado tan intencional e insensiblemente era mucho mayor de lo que yo estaba atravesando. Mi amiga ni siquiera pudo hablar de ello durante un par de años mientras intentaba salvar su matrimonio. Con la ayuda de Dios, decidí hacerme más fuerte. De nuevo encontré al Señor como mi fortaleza. Me sacó del fango de la autocompasión cuando me estaba hundiendo sin remedio.

Capítulo 19

¡Se ha ido!

Y asiéndolo de la mano derecha, lo levantó; al instante sus pies
y tobillos cobraron fuerza, y de un salto se puso de pie y andaba. Entró al templo
con ellos caminando, saltando y alabando a Dios.
Hechos 3:7-8

A principios de mayo de 2003, mi oncólogo me había dicho que me quedaban sólo unos días de vida. A principios de agosto, no sólo estaba sobreviviendo, sino que me estaba recuperando rápidamente. Me preguntaba si esta era una de esas breves remisiones de las que todos hemos sido testigos. ¿Estaba a punto de ocurrir lo inevitable? Recuperé el apetito y recuperé gran parte de las 60 libras que había perdido. Mi fuerza también estaba aumentando. El 6 de agosto, fui a pescar un par de días con un buen compañero de pesca. Créeme, me puse mucho protector solar. Yo estaba débil y no podía lanzar muy lejos. Mi agarre era débil y una vez, cuando lancé la caña, se me salió de la mano y cayó al agua, pero no se fue muy lejos. Nos reímos y sacamos la caña del agua. Estaba recuperando mi vida.

A mediados de agosto, después de la tercera ronda de quimioterapia, me hice otra tomografía por emisión de positrones. Después, nos llevamos las películas a casa porque estábamos tratando de mantener mis registros en orden. Naturalmente, echamos un vistazo a las películas, pero nos perturbó ver tantas manchas oscuras en las fotos. Había "aprendido" que las manchas oscuras en las películas señalan una mayor absorción del contraste radioisotópico/glucoso. Esto se debe a que las células cancerosas de crecimiento rápido beben el contraste a un ritmo mayor que las células sanas. Así que era evidente para nosotros que el cáncer se había propagado con fuerza. Al día siguiente, mientras recibía mi cuarta ronda de quimioterapia, el médico encontró a Terri en el pasillo en un charco de lágrimas. Ella le dijo lo que habíamos visto en el escáner, así que él también quería verlo. Vino a mi sala de tratamiento y colgó la película en la pantalla de contraluz. Rápidamente aclaró que algunas de las manchas oscuras no eran de cáncer, sino simplemente áreas de mayor flujo sanguíneo. "Ese es tu corazón, Joe". Aún así, identificó varias áreas nuevas de cáncer. Mientras descifrábamos las láminas, su enfermera entró y anunció que los resultados escritos del radiólogo acababan de llegar. Supusimos que ya sabíamos lo que decía el informe, así que no le prestamos mucha atención. El pesimismo y los continuos intentos de interpretar las imágenes nosotros mismos dejaron a la enfermera perpleja. Finalmente, levantó la voz y dijo: "Si todos me escuchan, leeré los resultados del radiólogo. Dice: 'La correlación de este estudio con una TEP externa previa en abril demuestra la resolución completa de las lesiones metastásicas anteriormente descritas que involucran múltiples áreas del cuerpo. Esta es una tomografía NORMAL.'" En otras palabras, ¡no pudieron encontrar ningún cáncer! Nuestra vergüenza fue momentánea y rompimos en risas y lágrimas. Lo único en lo que podía pensar era en las probabilidades imposibles de superar lo que tanta gente y profesionales médicos pensaban que era una sentencia de muerte. Jesús me dijo: "No hay nada demasiado difícil para Dios, sólo cree". El Señor es verdaderamente más grande que todo! Le doy toda la gloria a Él, ningún hombre me sanó, ¡sólo pudo haber sido Dios!

Más tarde, mientras Terri y yo nos reíamos de nuestra falta de fe, recordamos el relato humorístico en el Libro de los Hechos en el capítulo 12. Los líderes de la iglesia estaban orando profundamente por la liberación de Pedro de la prisión. Santiago ya había sido condenado a muerte por Herodes, por lo que comprensiblemente temían por la vida de Pedro. Llamaron a la puerta y era el mismo Pedro. Acababa de ser milagrosamente sacado de la cárcel por un ángel. Una sirvienta llamada Rhoda estaba tan emocionada de escuchar la voz de Pedro que se olvidó de abrir la puerta y dejarlo entrar. Cuando ella reportó la presencia de Pedro a los gigantes espirituales en la reunión de oración, ellos rápidamente cuestionaron su cordura; "Estás loca" (Hechos 12:15). Finalmente, ella volvió a salir para dejar entrar a Pedro y todos estaban asombrados. Es bueno que el Señor sea más grande que nuestra fe. Afortunadamente, la fe inquebrantable no es un requisito para un milagro.

Después de que nuestra euforia se calmó, le anuncié al doctor que ya que el cáncer había desaparecido, iba a dejar la quimioterapia. Estaba cansado de vomitar. Había desarrollado tal aversión a la quimioterapia que más de una vez vomité en la sala de tratamiento antes de que las enfermeras colgaran la bolsa de la intravenosa. Incluso dos años después de mi último tratamiento, todavía me mareaba cuando pasaba por el hospital de quimioterapia. En la batalla de la mente contra la materia, la materia había ganado definitivamente. El doctor pensó que era una idea horrible abandonar la quimio. Él dijo, "Muchos doctores creen que cuando una tomografía limpia le ocurre a alguien en su situación, todavía hay millones de células cancerosas microscópicas flotando en su cuerpo. Las células están diseminadas y son demasiado pequeñas para aparecer en el escaneo, pero cada ciclo de quimioterapia mata aproximadamente la mitad de esas células. Así que yo no me rendiría ahora". Hice los cálculos y me di cuenta de que él pensaba que el cáncer nunca desaparecería por completo. Las enfermeras de quimioterapia tenían una perspectiva similar para mi situación. Ellas también habían visto escaneos limpios antes. Terri le mencionó a una enfermera que todo el grupo de quimioterapia parecía un poco pesimista. Una enfermera particularmente audaz respondió: "No somos pesimistas, sólo realistas. He estado haciendo esto durante 14 años y nunca he visto a nadie ponerse bien que haya tenido un melanoma tan grave como usted". Varias de las otras enfermeras vinieron para ayudarnos a "manejar nuestras expectativas". Todo lo que puedo decir, con todo el respeto debido a las maravillosas y asombrosas enfermeras de oncología, es que la experiencia puede estar sobrevalorada.

Sólo el Señor sabe con seguridad si "necesitaba" las últimas tres rondas de quimioterapia. Creo que usó las dos primeras rondas para curarme. Tuve una respuesta tangible y contundente. Podía sentir que los bultos cerca de mi clavícula se encogían y disolvían. ¿Todo fue por la quimioterapia y la radiación? Permíteme responder de esta manera: He referido pacientes con melanoma avanzado a mi oncólogo. Entraron y le dijeron: "Dame lo que le diste a Joe". Más tarde, durante una de mis citas de seguimiento, mi médico me dijo que el cóctel de quimioterapia que me dio no era un medicamento milagroso para el melanoma en etapa IV. Él me dijo que debido a la cantidad de cáncer, el tamaño ("voluminoso"), y las localizaciones de la extensión de la enfermedad, mi "respuesta completa" a la quimioterapia era definitivamente un milagro. Algunos pueden concluir que la quimioterapia era la combinación perfecta para mi cepa y caso particular de melanoma. "A veces la química es la correcta y la medicina hace efecto". Me pregunto si no hubiera seguido ningún tratamiento en absoluto, el escéptico diría: "Algunas personas simplemente mejoran y su cáncer desaparece por alguna razón inexplicable". Me

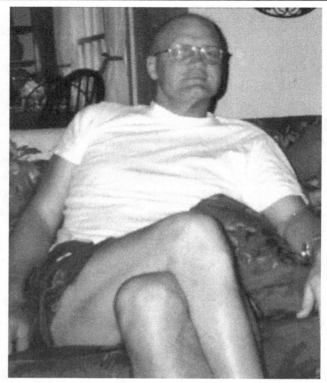

En septiembre de 2003, comenzando a volver a la normalidad después de que el cáncer ha desaparecido.

contento con adoptar las conclusiones de los médicos que trabajan cada día con casos peligrosos de melanoma en etapa IV. ¡Si dicen que fue un milagro, entonces esa es mi historia!

Una pareja en nuestra iglesia me contó la historia de un encuentro que tuvieron con mi cirujano que realizó las tres cirugías para extirparme el melanoma. Creo que la descripción de su encuentro dice mucho sobre la naturaleza sobrenatural de la curación:

En mayo de 2006, Mary *(nombre ficticio)* fue referida a un cirujano para una evaluación y tratamiento de varices. El domingo antes de su primera cita, le mencionó a la esposa de Joe, Terri, que estaba programada para ver al Dr. _____. Terri estaba emocionada, "¡Fue el cirujano de Joe! ¡Salúdalo de nuestra parte!"

Después de que Mary fue examinada, le preguntó al doctor: "¿Se acuerda de Joe y Terri Fornear?"

El médico le respondió: "Sí, claro que los recuerdo. ¿Por qué?"

"Me dijeron que me asegurara de saludarlo de su parte."

"¿Me está diciendo que Joe sigue vivo?

"Claro que sí."

El doctor se echó hacia atrás, visiblemente pálido y totalmente asombrado. "¡Cuando lo vi por última vez, era hombre muerto! ¡El hecho de que esté vivo es un verdadero milagro!"

El médico se emocionó, abrió la puerta del consultorio y llamó a su enfermera. "¿Recuerdas a Joe Fornear?", preguntó. "Sí, por supuesto, lo recuerdo." Estaba igualmente aturdida y eufórica por la noticia.

No estaba convencido de que necesitara las últimas tres rondas de quimioterapia, pero por si acaso, las completé. Terminé las rondas durante los tres meses siguientes, hasta finales de octubre de 2003. Entonces, sólo para estar seguro, tomé algunas píldoras quimioterapéuticas orales llamadas Temozolomida (Temador) y Talidomida (Talomida) hasta marzo de 2004. Casi no tuvieron efectos secundarios, así que me interesaron mucho como complementos, lo que significa que ayudan a evitar que el cáncer reaparezca. Temador a menudo se administra a pacientes con cáncer cerebral. Penetra la barrera cerebro/cuerpo que no todas las quimio son efectivas en el cerebro. La Talomida es famosa, o infame, por los defectos natales que causó durante la década de 1950. Se usaba entonces para las náuseas matutinas, excepto que causaba que las extremidades de los bebés crecieran parcialmente o no crecieran en absoluto. Más tarde, los investigadores demostraron su valor como inhibidor del crecimiento de los tumores. Hasta las tragedias devastadoras pueden resultar en algo bueno.

Parte del milagro de mi curación fue la velocidad a la que me estaba recuperando. El 19 de agosto, entré al gimnasio vestido para jugar baloncesto. Mis amigos no estaban seguros de qué hacer. Estaban contentos de verme, pero estaban claramente desconcertados de que pudiera intentar jugar. Ellos decían: "¿Por qué te has vestido con tu ropa de baloncesto?" Estaba tan delgado y calvo, y mi rostro lucía ese color ceniciento pálido por la quimioterapia. Tenía una vía intravenosa colgando de mi brazo. Así que corté la parte del pie de un calcetín blanco y lo usé como manga para cubrir y proteger la línea. Estaba allí porque estaba tratando de recuperar mi vida. Después de algunos abrazos de oso y apretones de manos, traté de tirar la pelota desde unos 8 pies de distancia. Sólo logre tirarlo cuatro pies. Tuve que pararme directamente debajo del aro para finalmente embocar. Me sorprendió la fuerza que había perdido. Esto me hizo preguntarme si debería nada más pasar el rato y no intentar jugar, pero cuando vi que necesitaban un chico más para hacer dos equipos completos… decidí ser un buen compañero. Descubrí rápidamente que mi coordinación necesitaba algo de trabajo. Dos veces ese día, cuando intenté dar marcha atrás en la cancha, me caí de espaldas. Tuve que acordarme de correr sólo hacia adelante. Nunca me sacaron por accidente la línea de quimioterapia en los tres meses que estuve jugando básquetbol y recibiendo tratamientos de quimioterapia. Los chicos me trataron con guantes de seda durante un tiempo, pero al final se dieron cuenta de que había desarrollado el molesto hábito de detener la jugada para poder seguir el ritmo. Yo gritaba algo como: "Tiempo fuera, hay una mancha húmeda en el suelo aquí abajo". Un día, uno de los chicos que es veloz al jugar dijo, "OK Joe, tu período de gracia de cáncer ha terminado. No detendremos más la jugada. Si necesitas tomarte un descanso, deberás conseguir un sustituto". Yo no me ofendí, él tenía razón. Este tipo sabía un par de cosas sobre cómo lidiar con el cáncer. Había perdido a su esposa en una batalla de catorce años contra el cáncer de mama. Así que el período de gracia había terminado oficialmente. Aunque me sentía mucho mejor, mi aspecto tardaba en mejorar. En el evento de los niños "Conoce al Maestro" en agosto de ese año, varios padres que conocía pasaron a mi lado por el pasillo sin saludarme. Sabía que habíamos hecho suficiente contacto visual e incluso saludé a varios que creía conocer bastante bien. Cuando uno de los padres se presentó después de hablar conmigo durante casi diez minutos, me di cuenta de que no me reconocían. Mi cabello tardó un tiempo en volver a crecer, pero créeme, mi peso regresó a toda prisa. Había redescubierto la comida.

Capítulo 20

Amigos

Más valen dos que uno solo, pues tienen mejor remuneración por su trabajo.
Porque si uno de ellos cae, el otro levantará a su compañero; pero ¡ay del que cae cuando
no hay otro que lo levante! Además, si dos se acuestan juntos se mantienen calientes,
pero uno solo ¿cómo se calentará? Y si alguien puede prevalecer contra el que está solo,
dos lo resistirán. Un cordel de tres hilos no se rompe fácilmente.
Eclesiastés 4:9-12

Pregunta a cualquier paciente de cáncer, una de las cosas mas difíciles del cáncer es el *seguro* médico. Uno nunca sabe realmente qué póliza de seguro médico tiene hasta que la usa. Una vez leí una cita que decía: "Muchos planes son como batas de hospital, sólo crees que estás cubierto". Nuestra estrategia de seguro de salud fue una combinación de pólizas. Teníamos, y todavía tenemos, un plan de "compartir necesidades" basado en la fe con Samaritan Ministries, en Peoria, Illinois. Este plan cubrió los primeros USD100.000 de facturas por incidente, pero no se llama formal o legalmente "seguro" y no está regulado por las juntas estatales de seguros. Los suscriptores envían su "parte" mensual directamente a otros miembros que han incurrido en facturas médicas verificables. Samaritan mantiene bajos los costos médicos suscribiendo a feligreses habituales que no usan tabaco o drogas ilegales y que aceptan practicar una "moderación cuidada" con el alcohol. También deben firmar una declaración de fe cristiana ortodoxa. En promedio, estas restricciones reducen drásticamente los problemas y costos médicos del individuo. Bajo el plan de Samaritan, ¡mi gasto total de bolsillo para los primeros USD100.000 de tratamiento contra el cáncer fue el "deducible" inicial de $300! Cada factura fue pagada y los suscriptores oraron por mí y me enviaron cálidas notas de aliento. He estado con Samaritan por 13 años hasta el momento. Mi familia ha tenido más de 12 cirugías y nunca me he arrepentido de usar el programa Samaritan. Las desventajas son la cantidad de cheques que los individuos te envían para cubrir facturas más grandes. La contabilidad puede ser una tarea árdua. Además, los centros médicos suelen considerar que los miembros de Samaritan son "autofinanciados" y a veces requieren dinero por adelantado. Pero Samaritan colabora contigo para ayudarte a pagar las cuentas hasta que lleguen los cheques de los miembros. Incluso con estas desventajas, recomiendo mucho a Samaritan.

Nuestro plan para cubrir cualquier factura de más de USD100.000 era un plan médico de gastos mayores de la Mutual of Omaha con un deducible de USD100.000. Durante el discurso de venta del agente de Omaha, me perdí la parte de que el deducible era "por año calendario" y no "por ocurrencia". Recuerdo claramente que pregunté si la póliza se integraba fácilmente con el programa de Samaritan y en ese momento, incluso Samaritan estaba recomendando esta póliza de Omaha. El agente me aseguró que no había lagunas, ni letra pequeña ni sorpresas. Tenía varios miles de dólares en facturas a finales de 2002 que utilizaron una buena parte de la cobertura de 100.000 dólares de Samaritan. Luego, después de haber usado el saldo de esa cobertura de USD100.000 a principios de 2003, hubo una brecha en la cobertura, porque Omaha había restablecido mi deducible a USD100.000 a principios de ese año. Así que yo era responsable de la diferencia; miles de dólares en facturas antes de que Omaha comenzara la cobertura. La póliza de Omaha fue útil en 2003 cuando tuve la mayor parte de mi tratamiento, y los costos fácilmente excedieron el deducible de USD100.000. Pero en 2004 y años subsiguientes, no recibía ni un centavo hasta que las facturas en cada uno de esos años calendario excedieran los USD100.000. Entonces, la cuestión del año calendario se convirtió en un punto irrelevante cuando Omaha me envió una carta diciendo que cancelaría mi póliza a principios de 2004. Cuando apelé a la Junta de Seguros del Estado de Texas, dijeron que a la Mutual se le permitía cancelar la póliza porque estaban cancelando toda esa clase de pólizas, no sólo la mía. Así que todos los que tenían ese plan fueron desestimados. Bueno, eso me hizo sentir mejor. Nunca pensé que las aseguradoras pudieran hacer eso; una idea aterradora para nosotros los consumidores.

Afortunadamente, la mayoría de los estados, incluyendo Texas, tienen fondos de seguros de alto riesgo que cubren este escenario. Sin embargo, las primas, los copagos y los deducibles eran muy altos, con un promedio de más de USD2000 al mes sólo para mí. Mencioné esta dificultad a un hermano y a un amigo y recibí una inmediata y generosa ayuda. Mi familia de Pittsburgh y un viejo amigo de la escuela secundaria llevaron a cabo una recaudación de fondos con un partido de golf en Pittsburgh. Me sentí realmente agradecido por la generosidad de mi familia, mis amigos de la escuela secundaria de Upper St. Clair e incluso mis antiguos compañeros de equipo de béisbol de Behrend College. Behrend es una sucursal del campus de la Universidad Estatal de Pensilvania en Erie, Pensilvania. Luego, otro amigo de la escuela secundaria ofreció un concierto benéfico por mí en Pittsburgh, que recaudó una gran cantidad de dinero. Mis amigos de baloncesto de Dallas también hicieron una generosa recaudación de fondos. La llamaron "Tiros libres para Joe".

Entonces la gente de mi iglesia realmente se puso a ayudar también, y amablemente enviaron mis cheques de pago durante todo ese tiempo de adversidad . Estos fondos cubrieron todas mis facturas médicas y costos de seguro, viajes en avión, tratamientos complementarios y exámenes y tratamientos de seguimiento no cubiertos. Algunas personas me

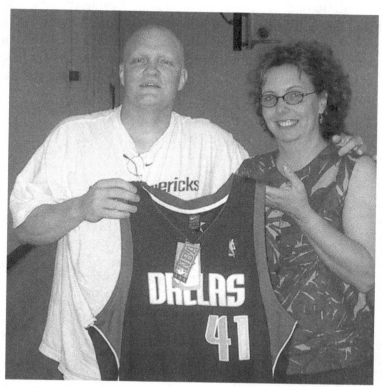

Joe y Terri después de la recaudación de fondos de "Tiros libres para Joe" en noviembre de 2003.

mencionaron más tarde que querían recaudar más dinero, pero yo les dije que no. Ellos me ayudaron a volver a ponerme de pie y estoy eternamente agradecido. No puedes imaginarte el gran alivio que fue para Terri y para mí. No teníamos que preocuparnos por el dinero, y no nos endeudamos, como tantas de las horrorosas historias médicas que he escuchado. Pudimos centrarnos en obtener el tratamiento adecuado y no en reducir gastos. Me sentí poco merecedor de tal efusión, particularmente con la gente de Pittsburgh, porque como mencioné anteriormente, no me había mantenido al día con ellos muy bien. También fue una lección de humildad aceptar tanta generosidad. Sé que nunca podré pagarle a toda esa gente.

Alrededor de un año después, noté en las pautas de Samaritan Ministries que reincorporan a los suscriptores que exceden el límite de USD100.000 después de un año sin evidencia de una enfermedad previamente cubierta. Así que los llamé y me reincorporaron y acordaron cubrir el cáncer si alguna vez tenía una recurrencia. Ya estaba pagando la tarifa familiar más alta con Samaritan así que esta cobertura renovada ni siquiera me costó un centavo extra. Mis amigos y mi familia me habían ayudado a superar el obstáculo. ¡Qué bendición! No podía ignorar la lección en esto; a veces el fuerte agarre del Señor en nosotros es a través de las manos extendidas de otras personas.

Capítulo 21
El propósito de todo esto

Pero yo he rogado por ti para que tu fe no falle;
y tú, una vez que hayas regresado, fortalece a tus hermanos.
Lucas 22:32

La gente a menudo me dice que el Señor me perdonó la vida porque tiene un propósito muy especial para mí. Muchos de los que observaron mi declive y recuperación estaban totalmente asombrados y su fe definitivamente se incrementó como resultado. Así que pensé que los editores, el mundo médico y los medios de comunicación querrían escuchar la historia, y que mi iglesia crecería a 10.000 personas. Sin embargo, ese no era el plan que el Señor tenía en mente. No quiero disminuir las oportunidades que he tenido de compartir mi historia, porque cada invitación es un honor, pero me sorprendió que la gente pareciera querer escuchar menos, no más. Un tipo me llamó para preguntarme por qué compartía tantos datos personales en los correos electrónicos. Un pastor me advirtió que su gente a menudo lo aburría con detalles de todos sus problemas físicos, así que debo tener cuidado. Más de una vez mi esposa me tocó la pierna debajo de la mesa, o me dirigió "la mirada" de que mi última audiencia cautiva se estaba dispersando rápidamente. Volver a contar los detalles paso a paso fue terapéutico para mí, especialmente justo después del gran cambio. Estaba haciendo piruetas emocionales a donde quiera que iba. Sin embargo, concluí a regañadientes que estaba "compartiendo demasiado". No iré tan lejos como Mark Twain, quien dijo: "No le cuentes a la gente tus problemas; al 95% de ellos no les importa y el otro 5% piensa que te lo merecías", pero he aprendido a reducir la historia considerablemente. Ahora trato de ser breve, diciendo: "Tuve melanoma en 14 puntos diferentes. Los médicos me dieron días de vida y ahora el cáncer ya no existe. El Señor me curó milagrosamente." Proporciono más detalles cuando se me pregunta, pero pocas personas lo hacen. Lo entienden bastante rápido y se alegran por mí. Esto no es un problema, ya que la meta, después de todo, es que se sientan impresionados por el Señor. Ojalá que escuchar de un milagro moderno pueda inspirar su fe de alguna manera.

Aunque luché para descubrir lo que significaba mi sanación con el público en general, había y hay un foro abierto para mi historia. Es con pacientes con cáncer, particularmente pacientes con melanoma avanzado. Hay algo acerca de conectarse con alguien que ha pasado por ese padecimiento. Muchos pacientes de cáncer necesitan hablar, intercambiar historias de guerra, mostrar cicatrices y curar sus heridas emocionales. Sorprendentemente, me he dado cuenta de que ni siquiera tengo que ser muy profundo; muchos se sienten muy animados de que todavía respire. Me di cuenta de que mi sufrimiento era la preparación para un nuevo propósito y dirección. Considero un privilegio que me llamen para aportar algo a modo de devolución. Después de 18 años de mi trabajo como pastor, decidí renunciar para comenzar un ministerio sin fines de lucro al cual hemos llamado Stronghold Ministry. Incluyo información de contacto al final de este libro. Aconsejamos y animamos a los pacientes de cáncer, a los cuidadores y a sus familias. Veo la diferencia que el conocimiento de primera mano y la empatía pueden aportar a muchos pacientes. He visto la paz de Dios Todopoderoso descender sobre los pacientes después de animarlos. Yo digo: "Es comprensible que te sientas deprimido. Has pasado por mucho con todos los medicamentos, el dolor y los tratamientos. Estás gravemente enfermo; no es de extrañar que no te sientas bien. No te preocupes; el Señor es tu fortaleza. Se está aferrando a ti ahora mismo y no te dejará ir". Me siento honrado de haber sido llamado a estar al lado de la gente. Durante mis días de combate cuerpo a cuerpo, deseé tener a alguien que me ayudara a desentrañar mis dudas sobre la fe, el sufrimiento y la muerte. Sin embargo, no todos los pacientes de cáncer están ansiosos por hablar. Algunos son bastante privados y ni siquiera se abren con sus seres queridos, mucho menos con los extraños. Muchos de estos pacientes nunca llamarán ni escribirán, pero esperamos tratar de llegar a ellos también a través de libros y nuestro sitio web. También tenemos la tarea de ayudar a los cuidadores. Sus necesidades a menudo se consideran sólo como una idea tardía en medio de toda la confusión.

Hay muchos aspectos gratificantes de nuestro ministerio. Hemos tenido el gozo total de imponer las manos sobre los pacientes de cáncer y ser parte de su apoyo en la oración y hemos sido testigos de algunas

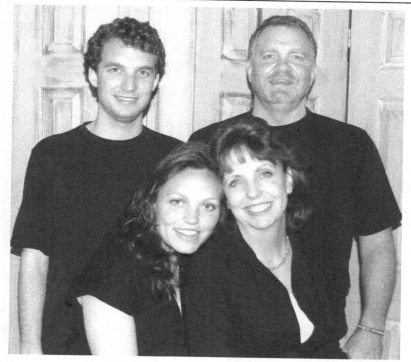

Joe y Terri con los niños, Jesse y Amy.

curaciones. También he tenido la oportunidad de ser un guía espiritual para los pacientes de cáncer, guiándolos a los brazos del único Salvador, Jesucristo, justo antes de que fallecieran. Hemos aprendido, sin embargo, que este ministerio puede tener un costo emocional, pero es un precio pequeño. Me inspira el apóstol Pablo, quien dijo que con gusto iría al infierno por la eternidad a cambio de que sus compatriotas fueran al cielo (Romanos 9:3). Si él renunciaría a su salvación eterna, es un pequeño precio para mí soportar mi propio ataque del cáncer, y los altibajos emocionales del ministerio del cáncer para ayudar a una sola persona a terminar en el cielo por la eternidad. Así que, déjame ofrecerte una invitación ahora. Estaremos encantados de hacer una conexión contigo o con un ser querido que necesite apoyo en su cáncer o crisis. Por favor, no dudes en ponerte en contacto con nosotros. Nuestra información de contacto está al final de este libro. Y no te preocupes, no te contaré todos mis detalles médicos, ¡a menos que me lo pidas!

Capítulo 22

Las falsas alarmas

porque yo le mostraré cuánto debe padecer por mi nombre.
Hechos 9:16

Después de haberme curado milagrosamente del cáncer, asumí que ya había sufrido bastante y pagado mis deudas. Pensé que había ganado una exención médica para el resto de mis días en la tierra. Pero durante una TEP de seguimiento un año y medio después, los radiólogos vieron algo de inflamación y una masa del tamaño de una pelota de golf en el escaneo. Esta masa estaba en un lugar sospechoso. Estaba en medio del lecho quirúrgico donde me habían extirpado un gran ganglio linfático canceroso y un tercio de mi estómago que tenía la lesión de melanoma. Mi oncólogo nos dijo que había un problema en el escaneo. Me envió directamente a un gastroenterólogo para programar una endoscopia con imágenes del interior de mi estómago. Mientras nos sentamos con el gastroenterólogo, él leyó silenciosamente el informe del radiólogo y levantó la vista y nos dijo que el cáncer había regresado. Terri y yo habíamos ido por separado a la cita de ese día. De camino a casa, cuando parábamos en los semáforos en rojo, me ponía a su lado y la miraba llorando. Cuando veía que yo la miraba, actuaba valiente, pero yo sabía lo que estaba pensando: "Aquí vamos de nuevo, ¿pero esquivaremos la bala esta vez?" Durante un par de días, vivimos bajo esa nube negra familiar. Decidieron volver a escanearme. El informe del radiólogo mencionaba que mi estómago podría no estar lo suficientemente distendido o agrandado. Evidentemente, antes de la primera exploración, no bebí suficiente bario y mi estómago tenía un pequeño pliegue que imitaba una masa. El segundo escaneo fue totalmente limpio. Dijeron que las pinzas quirúrgicas de acero inoxidable probablemente causaron la inflamación. Las pinzas se usaron para atar permanentemente las venas después de extirpar parte de mi estómago. He visto las pinzas en las tomografías computarizadas, y no, no activan los escáneres de seguridad de los aeropuertos. Así que fue sólo una falsa alarma, pero por supuesto fue muy preocupante.

He oído decir: "El que una vez es paciente de cáncer, siempre es un paciente de cáncer". Un doctor que tenía cáncer escribió un libro llamado "Nunca más sólo un dolor de cabeza". Su tema era que después de tener cáncer, cada dolor parece indicar el final de la remisión. La mayoría de los pacientes de cáncer pueden comprender eso. En febrero de 2006, después de tener un dolor de cabeza persistente y fuerte, pensé que podría tener un tumor cerebral. Mi oncólogo ordenó una resonancia magnética de mi cerebro. No había ninguna anormalidad en el lado izquierdo de mi cabeza donde me dolía, pero había una masa del tamaño de un guisante sobre mi ojo derecho. Dijo que tenía un tumor cerebral y que debería hacer una biopsia inmediatamente. Se preparaba para encontrar un cirujano que hiciera una biopsia con aguja larga. Sugirió que podría ser necesario sacar temporalmente mi ojo para acceder a la masa. Recordé que tenía en casa varias películas de resonancia magnética de mi cerebro, así que sugerí que comparáramos las películas antiguas para ver si se trataba de un cuerpo nuevo. Estuvo de acuerdo, y pasamos otro día con esa sensación de angustia. Al día siguiente, después de comparar con las películas más antiguas y no ver ningún crecimiento, el radiólogo declaró que la masa era benigna. Otra falsa alarma; probablemente era "sólo un quiste".

Aunque estaba libre de cáncer, todavía tenía el dolor de cabeza. Durante cuatro meses fui a ver a especialistas de todo tipo, incluyendo un dentista, un oftalmólogo y un otorrinolaringólogo (oído, nariz y garganta). Finalmente, se determinó que tenía "Síndrome de Eagle". Un médico llamado Eagle diagnosticó esta enfermedad rara por primera vez en 1937. Un ligamento que está conectado al hueso estiloides en la base del cráneo detrás de la oreja, puede calcificarse y presionar contra las venas y las arterias o los nervios. El mío estaba presionando contra la yugular y un nervio que va a mi cerebro. El tratamiento requería cirugía para cortar el ligamento desde el interior de la boca detrás del área de las amígdalas. O el ligamento se puede cortar en el otro extremo, en el hueso hioides en la garganta. El hueso hioides se apila encima de lo que llamamos "la manzana de Adán". Cuando hice algunas llamadas, era evidente que pocos médicos en Dallas habían oído hablar del síndrome, así que me llevó un tiempo buscar a alguien que realmente hubiera realizado la cirugía. Finalmente encontré a un médico que me dijo que había realizado el procedimiento ocho veces con 100% de éxito, así que él era el elegido. La incisión de cuatro pulgadas que hizo en mi cuello era apenas visible ya que se mezclaba con la línea de una arruga por la edad. Nadie sabe con seguridad por qué este ligamento se endurece. Este cirujano sugirió que la quimioterapia y la interleucina 2 podrían haber causado el endurecimiento en mi caso. Después de que me recuperé, se aliviaron mis dolores de cabeza. Así que una vez más, le recomendé al Señor que me concediera un largo descanso de los problemas médicos y el dolor.

La oración de alivio aún no había sido respondida. A principios de 2008, un dolor en mi abdomen se hizo más intenso cada día. Finalmente se lo dije a Terri y a mi oncólogo. Todos nos preguntábamos si el cáncer había regresado, pero yo estaba convencido de que eran las grapas de mi cirugía estomacal. Me hicieron un análisis total y no encontraron ninguna amenaza. Así que ahora me imaginé que todo el mundo pensaría que sólo me gustaba el drama. No podía culparlos. A veces me lo he preguntado. Dos veces dejé de tomar los analgésicos sólo para ver qué pasaba, pero el dolor era real. Eventualmente, estaba tomando 10 hidrocodonas al día, y todavía tenía dolor. Algo tenía que ceder, así que empecé a presionar a un cirujano oncólogo para que realizara una cirugía exploratoria. Me dijo que sospechaba que el cáncer había regresado e insistió en nuevos exámenes. Acababa de hacerme un escaneo, pero decidí hacerlos nuevamente para cumplir con su proceso. Cuando los nuevos resultados salieron limpios, todavía estaba reacio a hacer la cirugía exploratoria. Cuando le dije que el dolor aumentaba al sentarme, me sugirió que probara un cambio de estilo de vida, como estar de pie todo el día. Así que encontré otro cirujano que estaba dispuesto a realizar la cirugía exploratoria laparoscópica. Un amigo que estaba en la facultad de medicina en ese momento me recomendó un cirujano bariátrico conocido por abordar con éxito las complicaciones de la cirugía estomacal. Este médico pensó que probablemente tenía una "adherencia" de mi anterior cirugía estomacal. Las adherencias son comunes después de la cirugía debido a que el tejido y los órganos se vuelven pegajosos y se adhieren entre sí. Dijo que había un 50-50 de probabilidad de que despegar mis entrañas curara el dolor. Mientras investigaba las adherencias, encontré una fundación privada en Inglaterra que se dedicaba a educar a la comunidad médica sobre las adherencias. Decían que muchas personas con adherencias persistentes, especialmente las mujeres, son comúnmente enviadas al pabellón psiquiátrico. Cuando las tomografías no muestran problemas, muchos médicos llegan a la conclusión de que debe haber algunos elementos psicosomáticos actuando. Honestamente, por la forma en que me miró el primer oncólogo quirúrgico, me di cuenta de que se preguntaba si yo tenía algunos problemas.

Así que en febrero de 2008, el médico bariátrico infló mi abdomen con aire y, con la ayuda de una pequeña cámara, cortó todas las adherencias de la pared de mi abdomen. Dijo que mi omento se pegaba al interior de mi pared abdominal y pellizcaba algunos nervios. El omento es una parte del cuerpo popularizada por el doctor de Oprah, el Dr. Oz. Es la capa de grasa que amortigua y aísla nuestros órganos internos. Después de la cirugía, mi dolor se detuvo en una semana. En uno de los puntos más bajos de esta prueba médica, le rogué al Señor que me concediera una larga temporada sin dolor. ¿Por qué me curó del cáncer, para después enfrentarme a estas falsas alarmas crónicas, complicaciones y más dolor? En Santiago 1:5-8, Él promete sabiduría en medio de nuestras pruebas:

> Pero si alguno de vosotros se ve falto de sabiduría, que la pida a Dios, el cual da a todos abundantemente y sin reproches, y le será dada. Pero que pida con fe, sin dudar; porque el que duda es semejante a la ola del mar, impulsada por el viento y echada de una parte a otra. No piense, pues, ese hombre, que recibirá cosa alguna del Señor, siendo hombre de doble ánimo, inestable en todos sus caminos.

Creo que el Señor respondió a mi clamor de sabiduría iluminando un pasaje de la Biblia. En Hechos 9, Jesús se cansó de la persecución de Saulo (rebautizado Pablo) contra Su nueva iglesia. Él quería que Saulo trabajara para Él, no contra Él. Así que mientras se dirigía a encarcelar a más cristianos, Jesús lo tiró del caballo. Para ayudar a guiar a Saulo en el trabajo de su nueva vida, el Señor le habló a un hombre llamado Ananías. Jesús dijo de Pablo: "él me es un instrumento escogido para llevar mi nombre en presencia de los gentiles, de los reyes y de los hijos de Israel; porque yo le mostraré cuánto debe padecer por mi nombre" (Hechos 9,15-16). Supongo que a Pablo le gustó mucho más la primera parte de su vocación que la segunda. Ser el mensajero elegido de Dios para la realeza y las masas sería un honor, pero ¿por qué el sufrimiento era tan necesario para llevar el nombre de Cristo? ¿Podría Dios usar a Pablo sin todo el sufrimiento? Creo que el Señor me habló a través de este versículo. Él había estado permitiendo el sufrimiento continuo, para que pudiera hablar de su poder en las comunidades del cáncer y de la medicina. Él sabía que no era probable que vinieran a mí, así que me estaba enviando de regreso a ellos. Me presenté, no como un increíble caso de estudio en una conferencia médica, sino como un paciente herido. Ya que la historia del paciente es siempre parte de la entrevista, he tenido numerosas oportunidades de compartir mi historia, bueno, Su historia. He compartido del Señor en profundidad con algunos doctores y personal médico. A algunos les he dado mi folleto evangélico, "Las dos maneras de llegar al cielo" (ver anexo). En su mayoría, he sido capaz de contarles acerca de cómo el Señor me curó del melanoma metastásico en etapa IV en múltiples sitios. La mayoría está de acuerdo en que fue un milagro. Saben que el melanoma metastásico es un cáncer agresivo. Pero también, Dios sabe que la comunidad del cáncer y médica en general necesitan aliento. Son las manos de Dios en la tierra. Tratan constantemente a pacientes con probabilidades de tratamientos largos. Estoy seguro de que sus oraciones por los pacientes son incontables. Necesitan saber que a veces Él responde a sus oraciones de maneras asombrosas.

Dios sabe que quiero que mi vida sea tranquila. No algún día y en el final, ¡sino para el final de hoy mismo! La mayoría de la gente comparte este deseo, pero el deseo siempre será fantasía. Hechos 14:22 trata esta noción con tanta franqueza, que es casi humorística. Después de fundar muchas iglesias en toda Grecia y el este de Asia, Pablo y sus compañeros líderes decidieron volver a visitar y fortalecer estas iglesias. ¿Qué palabra de aliento habrías pronunciado? ¿Qué tal este mensaje? "A través de muchas tribulaciones debemos entrar en el reino de Dios". Eso sí que te anima. Supongo que comprender el hecho de que las dificultades son parte de la vida es, como se dice, la mitad de la batalla. Las pruebas de Pablo fueron numerosas, pero él tenía una actitud tan liberadora acerca de los problemas de la vida. En 2 Corintios 11:24-27, él describe algunas de las pruebas que sufrió:

> Cinco veces he recibido de los judíos treinta y nueve azotes. Tres veces he sido golpeado con varas, una vez fui apedreado, tres veces naufragué, y he pasado una noche y un día en lo profundo. Con frecuencia en viajes, en peligros de ríos, peligros de salteadores, peligros de mis compatriotas, peligros de los gentiles, peligros en la ciudad, peligros en el desierto, peligros en el mar, peligros entre falsos hermanos; en trabajos y fatigas, en muchas noches de desvelo, en hambre y en sed, a menudo sin comida, en frío y desnudez.

Pablo tenía problemas con las autoridades con tanta frecuencia que incluso sus leales seguidores comenzaron a dudar de su credibilidad. En el libro de 2 Timoteo 1:16, Pablo felicitó a un hombre llamado Onesíforo porque, "A menudo me refrescaba y no se avergonzaba de mis cadenas". Obviamente, algunos de sus seguidores se avergonzaban de sus cadenas. Imagino que algunas personas pensaron que Pablo podría ser un líder bastante decente si no estuviera en la cárcel todo el tiempo. También me preguntaba si Pablo alguna vez le hizo tímidamente al Señor la pregunta obvia: "¿No he sufrido lo suficiente?" Nos dice que oró tres veces para que Dios quitara estas pruebas de su vida. Entiendo que quiso decir que realizó tres "temporadas" de oración, no sólo tres oraciones separadas. No me preguntes cuánto dura una temporada: es más larga que una sola oración. Llamó a estas pruebas su "espina en la carne", y hasta donde sabemos, las constantes irritaciones nunca cesaron hasta el día en que él también fue crucificado en una cruz. Dios respondió a Pablo, diciendo: "Mi fuerza se perfecciona en la debilidad." Más tarde, Pablo hizo las paces con sus problemas. Declaró en 2 Corintios 12:10: "Por eso me complazco en las debilidades, en insultos, en privaciones, en persecuciones y en angustias por amor a Cristo; porque cuando soy débil, entonces soy fuerte". Esta actitud no es sólo para súper cristianos y ministros de tiempo completo; él está describiendo lo que debería ser la actitud cristiana "normal". ¿Quién puede reunir ese tipo de resistencia y fuerza? La respuesta es que nadie puede. Verás, la vida cristiana nunca fue pensada para ser vivida por nadie más que por el mismo Jesucristo. Es por eso que Pablo dice en Gálatas 2:20 que en realidad es Cristo quien vive la vida cristiana a través de él:

> Con Cristo he sido crucificado, y ya no soy yo el que vive, sino que Cristo vive en mí; y la vida que ahora vivo en la carne, la vivo por fe en el Hijo de Dios, el cual me amó y se entregó a sí mismo por mí.

Así que el secreto para manejar las grandes pruebas es dejar que la vida de Cristo en nosotros se encargue de hacerles frente. Esta lección a veces se me escapa, pero el Señor sigue dando nuevas oportunidades para aprender. De hecho, cuando estaba finalizando este libro, surgieron dos nuevos problemas médicos. (Necesito apurarme y terminar este libro). Primero, lesioné dos discos en la espalda jugando al baloncesto. Luego el Síndrome de Eagle regresó con rigor. Tuve otra cirugía, esta vez para romper el hueso de la estiloides que había crecido más de una pulgada de más y estaba frotando mi yugular y un nervio cerebral. Así que todavía estoy vagando en el desierto, pero al menos puedo entender por qué está sucediendo. Mi currículum en la escuela del sufrimiento ha sido diseñado para que domine la debilidad, o mejor dicho, para que domine mi "fuerza". No puedo decir que me guste sentirme débil. Se siente tan antiamericano y la debilidad va en contra de mis raíces que vienen de la Ciudad de Acero de Pittsburgh. Quiero ser fuerte y capaz y demostrar "el triunfo del espíritu humano", pero Dios se preocupa más por mostrar su poder que el mío.

Recuerdo cuando estaba en la universidad, un líder cristiano a quien realmente admiraba, tuvo una experiencia muy dolorosa cuando su apéndice reventó. Describió el sufrimiento y explicó lo mucho que lo acercó al Señor. Empecé a desear que Dios me diera también un ataque de apendicitis. Cuando compartí mi deseo con este líder, dijo: "Oh Joe, no se lo desearía a nadie. Dios sabe cómo atraerte hacia Él. Él te dará tu propia experiencia". Ciertamente lo ha hecho, pero yo me habría conformado con un apéndice roto. Pero Dios siempre sabe lo que está haciendo. Él me ha preparado para ayudar a otros como Él me ha ayudado a mí:

> Bendito sea el Dios y Padre de nuestro Señor Jesucristo, Padre de misericordias y Dios de todo alivio, que nos consuela en toda nuestra aflicción, para que podamos consolar a los que están en cualquier aflicción con reconforte que nosotros mismos recibimos de Dios. Porque así como los sufrimientos de Cristo son nuestros en abundancia, así también nuestro consuelo es abundante por medio de Cristo. Pero si estamos afligidos, es por tu consuelo y salvación; o si somos consolados, es por tu consuelo, que es eficaz para soportar pacientemente los mismos sufrimientos que nosotros también padecemos; y nuestra esperanza para ustedes está firmemente cimentada, sabiendo que así como son partícipes de nuestros sufrimientos, así también ustedes son partícipes de nuestro consuelo. 2 Cor. 1:3-7

Si alguna vez quieres que alguien te consuele y te anime en medio de una enfermedad grave, búscame. A estas alturas, ya conoces mi mensaje central: Cuando parece que estás perdiendo el control, recuerda que Él se aferra a ti con fuerza. A menudo, hablar de tus luchas puede traer gran consuelo. No dejes que mis luchas se desperdicien.

Capítulo 23
Regreso a la "normalidad"

Los días de nuestra vida llegan a setenta años; y en caso de mayor vigor, a ochenta años.
Con todo, su orgullo es solo trabajo y pesar, porque pronto pasa, y volamos.
Salmos 90:10

En la mayoría de las áreas, mi vida ha vuelto a la normalidad. La charla ha regresado. Por un tiempo, cuando alguien me preguntaba cómo estaba, ambos sabíamos que era una pregunta sobre mis posibilidades de supervivencia. Sin embargo, los médicos dicen que si un paciente con melanoma metastásico en etapa IV sobrevive durante cinco años sin evidencia de enfermedad (NED, por sus siglas en inglés), está fuera de peligro. El 13 de agosto de 2008, alcancé ese hito de cinco años. Por lo tanto, si el melanoma vuelve a mostrar su fea cara, será un nuevo caso y no una recurrencia. Todavía estoy asombrado de estar vivo. En mi ministerio a los pacientes de cáncer, he observado lo devastador que puede ser esta enfermedad. Estoy extremadamente agradecido al Señor primero, y agradecido por toda la ayuda práctica y el apoyo de mis amigos y familiares. ¡Qué bendición!

La gente a veces me pregunta si mi enfoque de la vida es diferente ahora. Aunque estoy lejos de ser macrobiótico, definitivamente he cambiado de algunas maneras muy prácticas. Como mejor y menos. Trabajo menos horas. Me pongo más protector solar, y lo aplico más a menudo. De ninguna manera la curación me catapultó a un nivel más alto de espiritualidad. ¿Ahora es más fácil seguir por el buen camino? La respuesta corta es no. Cada día, tengo que tratar de conquistar mi alma, que es propensa a la deriva, para concentrarme en lo que es más importante. Mi experiencia cercana a la muerte me obligó a enfrentar las vanidades de la vida y las búsquedas vacías.

En esos días en que yacía muriendo, realmente "vi" mi propia superficialidad. Cómo me preocupaban demasiado los logros y el estatus. También vislumbré cómo será el alivio total. Francamente, tengo que tener cuidado con esa visión cuando la vida es dura. Hubo un tiempo durante la batalla en que solté totalmente esta vida y me "probé" el cielo. Pero justo cuando empecé a sentirme cautivado por la comodidad de esa prenda sedosa, me dijeron que me la quitara. Trato de mantener fresca esa visión del cielo, pero sin aferrarme a ella. Quiero que mis días restantes impacten a otros para el Señor y Sus propósitos eternos. He estado al borde de la vida y la muerte y me sentí abrumado por la brevedad de esta vida. Como una brizna de hierba del desierto que aparece en la mañana fresca y se marchita bajo el calor penetrante del sol, nuestros días pasan volando muy rápido. Moisés oró en el Salmo 90:12, "Enséñanos a contar de tal modo nuestros días, que traigamos al corazón sabiduría". Es normal morir. Todos vivimos con ese hecho, pero los sabios viven y se preparan para ese día. Estoy tratando de vivir este momento para ese momento. La mayoría de nosotros sabemos y creemos que hay recompensas extras ofrecidas en el cielo por una vida más fiel aquí en la tierra. Así que vivir para la próxima vida tiene mucho sentido. ¿Estás listo para morir? No importa el camino que hayas escogido hasta ahora en tu vida, hazte un favor a ti mismo, entra y permanece en Su poder. ¡No desperdiciemos otro día!

Anexo 1

Dos maneras de ir al Cielo

¿Verdaderamente vas rumbo al Cielo?

El 90% de los Americanos creen en el cielo—y hasta el el 85% de ellos, creen que van a ir al cielo cuando mueran.* Pero ¿cómo podemos saber con seguridad que al morir, sí vamos a ir al cielo? En realidad, este asunto no debería dejarse a la casualidad, ya que el cielo y el infierno duran ¡toda la eternidad!

Dios quiere que sepamos ahora mismo cómo podemos ir al cielo. Es por eso que Él nos dejó un registro objetivo de Sus pensamientos, para que no estemos en la obscuridad. Este registro es la Biblia—Su Palabra. El Apóstol Juan afirmó el propósito de lo que Él escribió: "Estas cosas os he escrito a vosotros que creéis en el nombre del Hijo de Dios, para que sepáis que tenéis vida eterna, y para que creáis en el nombre del Hijo de Dios" (1 Juan 5:13 VRV). Entonces, podemos saber ahora mismo, si vamos a ir al cielo o no, cuando muramos. Considere ahora, las dos maneras de ir al cielo.

El Plan A: Sé bueno. Verdaderamente bueno.

Si quieres ser juzgado basado en tus buenas obras, existe un plan para ti. La Biblia dice claramente—que el estándar es la perfección. "Porque cualquiera que guardare toda la ley, pero ofendiere en un punto, se hace culpable de todos" (Santiago 2:10). Además dice, "Por cuanto todos pecaron y están destituidos de la gloria de Dios" (Romanos 3:23). Considere en seguida, esta simple ilustración que explica que todos estamos destituidos y no podemos llegar al cielo. Algunos podrán dar un brinco más lejos que otros al cruzar un barranco estrecho, pero para llegar al cielo por medio de nuestras obras, debemos saltar todo el espacio de un lado a otro del Gran Cañón a la máxima perfección. En

---

*Encuesta de Noticias ABC, 5 de Octubre de 2005.

realidad, Dios no nos califica por dar un salto perfecto al cielo, porque nadie lo puede lograr.

Gálatas 3:10 nos advierte: "Porque todos los que dependen de las obras de la Ley están bajo maldición, pues escrito está: Maldito todo aquel que no permaneciere en todas las cosas escritas en el libro de la ley, para hacerlas." Por lo tanto, para evitar la maldición de la Ley, que es vida eterna en el infierno, nunca puedes ni debes fallar en obedecer todo lo que está escrito en la Ley.

Este es el momento para un examen rápido. ¿Alguna vez has odiado, mentido, has hecho trampa en un examen, has robado, maldecido, has tenido lujuria en tu corazón, has sido cruel, no has perdonado, has andado en chismes, has deseado a la mujer de tu prójimo, te has emborrachado, o has tenido relaciones sexuales fuera del matrimonio? Si alguna vez has pecado en una sola de estas formas, olvídate del Plan A—ya es muy tarde para ti.

Así que, ¿estás listo para el "Plan B"?

El plan B: Cree

La gran bendición es que Dios ha hecho un camino especial para que todos podamos ir al cielo en donde Él no toma en cuenta nuestro fallido desempeño humano. Es el camino de la fe—es creer en Jesucristo solamente. Tal y como Dios lo dice en Romanos 4:5 "Mas al que no obra, sino cree en aquel que justifica al impío, su fe le es contada por justicia".

¿Cuál es la razón por la que Dios presenta a Jesucristo como el objeto de la fe? Romanos 5:8-9 enseña, "Mas Dios muestra su amor para con nosotros, en que siendo aún pecadores, Cristo murió por nosotros. Pues mucho más, estando ya justificados en su sangre, por Él seremos salvos de la ira." Es pues, muy sencillo, Cristo murió en nuestro lugar para que nosotros podamos ser perdonados.

Romanos 6:23 encierra nuestras opciones muy bien, "Porque la paga del pecado es muerte, mas la dádiva de Dios es vida eterna en Cristo Jesús Señor nuestro." ¿Te diste cuenta que la vida eterna (ir al cielo) es una dádiva, un "regalo de Dios?!" ¿Es un ardid? No. Jesús mismo dijo en Juan 3:16, "Porque de tal manera amó Dios al mundo, que ha dado a Su Hijo unigénito, para que todo aquel que en Él cree, no se pierda (no vaya al infierno), mas tenga vida eterna (vaya al cielo)."

Entonces ¿cómo puedes recibir este regalo?

¡Recibir el regalo! No cuesta nada.

La Biblia contiene las buenas nuevas respecto a cómo recibir el regalo de la vida eterna, sin costo alguno. En Juan 1:12 leemos, "Mas a todos los que le recibieron, a los que creen en su nombre, les dio potestad de ser hechos hijos de Dios." Recibir a Cristo quiere decir creer en Él como el único Salvador que Dios ofrece para salvarnos de nuestros pecados. El tomó sobre Sí mismo el pago por nuestros pecados, que era la muerte eterna segura para nosotros—por eso Él tuvo que morir en la cruz. Pero nosotros debemos recibir en forma personal Su obra en la cruz, para que nuestros pecados sean perdonados y podamos ir al cielo.

Por lo tanto, habla con Dios, en forma audible o en tu corazón, Él te "escucha" de cualquier forma que lo hagas. Ora algo como esto, "Señor Jesús, acepto en mi corazón que no soy lo suficientemente bueno, y que he pecado contra Ti muchas veces. Ahora, te recibo como el Salvador de mis pecados. Gracias porque Tú pagaste el castigo por mis pecados con Tu muerte en la cruz, para que yo pueda ser perdonado. Yo recibo ahora mismo el regalo de la vida eterna en Cristo. Amén."

Después de recibir a Cristo, dale tu vida a Él. Cristo vino para darte vida abundante—una vida llena y plena de satisfacción. Confía en Jesucristo para todo lo que hagas de hoy en adelante. Comprométete con una buena iglesia donde se enseñe y se lea su Palabra todo el tiempo. Así podrás crecer en tu nueva fe.

Si recibiste a Cristo al leer este folleto por favor infórmanos. Deseamos darte ánimo y enviarte más información sobre cómo seguir a Jesucristo.

Anexo 2

Información sobre el melanoma

Descargo de responsabilidad: Por favor, comprende que la siguiente información no es un consejo médico profesional. Verifica toda la información con tu médico.

Datos poco conocidos sobre el melanoma

- Algunos bebés han nacido con melanoma.

- Las lesiones por melanoma pueden aparecer en la piel, diseminar células cancerosas a los ganglios linfáticos cercanos (etapa III) y luego desaparecer rápidamente de la piel. (Esto me pasó a mí, Joe Fornear).

- Las lesiones por melanoma no tienen que ser grandes para ser peligrosas. (El padre de Joe, Bob, tenía un caso avanzado de etapa IV y sólo tenía una pequeña lesión "primaria" u original en la espalda).

- El melanoma puede aparecer primero sobre o dentro del ojo de una persona.

- Los rayos ultravioletas del sol pueden penetrar en la ropa ligera, y se han encontrado lesiones por melanoma en áreas donde los trajes de baño cubren la piel, especialmente en las mujeres. Algunas mujeres han sido diagnosticadas con melanoma en sus partes privadas.

- En los hombres, el melanoma aparece con mayor frecuencia en la parte superior del cuerpo, entre los hombros y las caderas, y en la cabeza y el cuello.

- En las mujeres, el melanoma a menudo se desarrolla en la parte inferior de las piernas.

- En las personas de piel oscura, el melanoma aparece a menudo debajo de las uñas de las manos o de los pies, en las palmas de las manos o en las plantas de los pies.

Melanoma: Señales y síntomas más comunes

El melanoma es la forma más peligrosa de cáncer de piel, causado por una malignidad de los melanocitos, las células que producen pigmento en la piel. El melanoma es más común en personas con piel clara, pero puede ocurrir en personas con cualquier color de piel. La mayoría de los melanomas se presentan como una mancha oscura parecida a un lunar que se disemina y, a diferencia de un lunar, tiene un borde irregular. Algunos oncólogos consideran que la tendencia a contraer melanoma es hereditaria, pero el riesgo aumenta con la sobreexposición al sol y las quemaduras solares.

Una de las variables más importantes para tratar con éxito el melanoma es el diagnóstico temprano. Con frecuencia, el primer signo de melanoma es un cambio en el tamaño, la forma, el color o la sensación de un lunar existente. La mayoría de los melanomas tienen un área negra o azulnegra. El melanoma también puede aparecer como un nuevo lunar. Si tienes una pregunta o inquietud acerca de algo en tu piel, acude inmediatamente a un médico de la piel, llamado dermatólogo, o a un médico especialista en cáncer, llamado oncólogo.

- El acrónimo "ABCD" es una buena herramienta para ayudarte a recordar a qué señales hay que estar atento:

- Asimetría—La forma de una mitad de un lunar no coincide con la otra.

- Borde—Los bordes suelen ser irregulares, con muescas, borrosos o de contorno irregular; el pigmento puede extenderse a la piel circundante.

- Color—El color es desigual. Pueden estar presentes tonos de negro, marrón y bronceado. También se pueden ver áreas blancas, grises, rojas, rosadas o azules.

- Diámetro—Hay un cambio en el tamaño, generalmente un aumento. Los melanomas son en general, pero no siempre, más grandes que la goma de borrar de un lápiz (1/4 de pulgada o 5 milímetros).

Estadificación y tratamiento del melanoma

La estadificación es el proceso de determinar el progreso del melanoma. Para clasificar a un paciente en etapas, los dermatólogos y oncólogos suelen centrarse en tres variables:

1. El grosor o la profundidad del tumor
2. Si el tumor está ulcerado (agrietado o sangrando)
3. Si las células cancerosas se han diseminado y hasta dónde se han diseminado

Etapa I

La lesión es delgada y se limita a la superficie de la piel. No se ha diseminado a ningún ganglio linfático ni a otros órganos.

Tratamiento: El tumor y algunos tejidos circundantes se extirpan quirúrgicamente. Por lo general, no se necesita ningún tratamiento adicional.

Etapa II

La lesión se ha extendido a capas más profundas de la piel. No se ha diseminado a ningún ganglio linfático ni a otros órganos.

Tratamiento: El tumor y algunos tejidos circundantes, llamados márgenes, se extirpan quirúrgicamente. Algunas veces, se administra un fármaco inmunoterapéutico como el interferón en el caso de lesiones más gruesas o más grandes.

Etapa III

La lesión cutánea puede ser de cualquier grosor, pero las células cancerosas se han diseminado a los ganglios linfáticos u otras áreas nuevas en la piel cerca del sitio original.

Tratamiento: El tumor y algunos tejidos circundantes, llamados márgenes, se extirpan quirúrgicamente. También se extirpan quirúrgicamente los ganglios linfáticos que han sido afectados. Se administran medicamentos inmunoterapéuticos como interferón o interleucina.

Etapa IV

Las células cancerosas se han diseminado más allá de los ganglios linfáticos a otros órganos del cuerpo o áreas alejadas del sitio original del tumor. Esto se denomina melanoma metastásico.

Tratamiento: La lesión de piel y los ganglios linfáticos cancerosos se extirpan quirúrgicamente. Se administra radioterapia, quimioterapia o medicamentos inmunoterapéuticos como interferón o interleucina. A menudo se administran bioquimioterapias, que son una combinación de quimioterapia e inmunoterapias.

Glosario
Definiciones Médicas

A**dyuvante:** La terapia adyuvante para el cáncer generalmente sigue a la cirugía de extirpación de tumores o ganglios linfáticos. Los adyuvantes son tratamientos, como la quimioterapia, la inmunoterapia o la radiación, que se utilizan para disminuir el riesgo de recurrencia o reaparición del cáncer.

Tomografía computarizada o escaneo

Tomografía computarizada. Las imágenes de estructuras dentro del cuerpo son creadas por una computadora que consolida los datos de múltiples imágenes de rayos X y los convierte en imágenes en una pantalla. La tomografía computarizada puede revelar algunos tejidos blandos y otras estructuras que no se pueden ver en las radiografías convencionales. Un tomograma ("corte") es una imagen de una rebanada del cuerpo que puede hacerse visible con 100 veces más claridad que una radiografía.

Endoscopia

Un instrumento flexible e iluminado que también puede tener un dispositivo para extraer tejido para su análisis. Los procedimientos endoscópicos más comunes evalúan la garganta, el estómago y partes del intestino (colonoscopia).

Interferón

Una sustancia corporal natural que "interfiere" con la capacidad de reproducción de los virus. Puede ser reproducido sintéticamente para el tratamiento del cáncer. El interferón estimula el sistema inmunológico.

Interleucina-2

IL-2. Un mensajero químico natural que puede mejorar la respuesta del cuerpo a las enfermedades. Estimula el crecimiento de ciertas células que combaten enfermedades en el sistema inmunológico. Puede ser fabricado en el laboratorio y utilizado para el tratamiento del cáncer.

RM

Imágenes por resonancia magnética. Diseñado para tomar imágenes de las estructuras internas del cuerpo usando imanes, ondas de radio y una computadora para producir imágenes de las estructuras corporales. El escáner es un tubo rodeado por un gran imán circular. El paciente se coloca en una cama móvil que se inserta en el campo magnético. Una computadora procesa la información generada por las ondas de radio que rebotan en las células magnetizadas del cuerpo y producen una imagen. La imagen y la resolución son bastante detalladas y pueden detectar pequeños cambios de estructuras dentro del cuerpo, particularmente en los tejidos blandos, el cerebro y la médula espinal, el abdomen y las articulaciones.

Tomografía por emisión de positrones

TEP. Una técnica de imagenología especializada que agrega un trazador radioactivo de corta duración a la glucosa inyectada por vía intravenosa para producir imágenes tridimensionales a color del interior del cuerpo. La exploración por TEP proporciona información sobre la química del cuerpo que no está disponible a través de otros procedimientos. A diferencia de la TC (tomografía computarizada) o la RM (resonancia magnética), las técnicas que examinan la anatomía o la forma corporal, la TEP estudia la actividad metabólica o la función corporal. La extensión y ubicación del crecimiento del cáncer se mide porque las masas cancerosas de rápido crecimiento absorben una mezcla inyectada de glucosa y un trazador radioactivo a un ritmo mayor que el tejido sano.

Anexo 4

Información sobre Stronghold Ministry (Ministerio Fortaleza)

Stronghold Ministry fue fundado por Joe y Terri Fornear para proveer apoyo espiritual y consuelo a pacientes con cáncer, cuidadores y otros en importantes crisis de vida. Nos comunicamos a través del contacto personal, a través de Internet y por teléfono. ¡Por favor no dudes en llamarnos o referirnos a alguien que quiera ayuda espiritual!

Servicios

Proveemos asesoramiento, hospedamos grupos de apoyo, compartimos en grupos en casas, clases de escuela dominical, grupos de jóvenes y Joe puede ser un orador invitado los domingos por la mañana en el servicio de tu iglesia. También organizamos retiros y conferencias.

Costos

Ofrecemos nuestros servicios gratuitamente a pacientes con cáncer y en crisis. Stronghold Ministry opera únicamente con donaciones. Nos hemos registrado como una organización sin fines de lucro en el Estado de Texas y se nos ha concedido una exención de impuestos 501(c) 3 del IRS, por lo que las donaciones son deducibles de impuestos.

Terri Fornear también ofrece Preparación Personal o Life Coaching a un precio de descuento sin fines de lucro. Por favor llama para conocer las tarifas actuales.

Información de contacto

Página web: www.mystronghold.org
Correo electrónico: jfor@mystronghold.org
Teléfono gratuito: 1-877-230-7674

Joe y Terri Fornear también tienen un blog en: http://www.mystronghold.org/blog/

Dirección postal

Stronghold Ministry
P.O. Box 38478
Dallas, TX 75238